12-
#46460

DIALOGUES MÉDICAUX ET CORRESPONDANCE

MEDICAL DIALOGUE AND CORRESPONDENCE

Editions HEURES DE FRANCE - 7, Cité Cardinal-Lemoine - 75005 PARIS
Tél. : 01 53 10 08 18

www.heuresdefrance.com

ISBN : 2-85385-271-7.

DIALOGUES MÉDICAUX
ET CORRESPONDANCE

MEDICAL DIALOGUE
AND CORRESPONDENCE

français-anglais
anglais-français

À Aishling et Niamh.

AVANT-PROPOS

Aujourd'hui plus que jamais, il est indispensable de pouvoir s'exprimer en plusieurs langues. En effet, la maîtrise d'une langue étrangère ouvre plus de perspectives dans le domaine du travail et permet même d'exercer sa profession à l'étranger.

Grâce à des exemples variés et précis, nous souhaitons que cet ouvrage fournira des outils utiles et efficaces à une communication facile dans le milieu hospitalier, tant à l'oral qu'à l'écrit.

FOREWARD

Today, more than ever, it is an advantage to be able to express oneself in several languages. Fluency in a foreign language increases career prospects and the possibility of working abroad.

We hope that the varied and precise examples given in this book will make it, for the healthcare professional, a useful aid to communication, whether it be verbal or written.

SOMMAIRE
SUMMARY

DIALOGUE/*DIALOGUE*

CORRESPONDANCE/*CORRESPONDENCE*

DIALOGUE / *DIALOGUE*

1. Prendre rendez-vous
Making an appointment

Un patient prend un rendez-vous téléphonique avec son médecin.
A patient makes an appointment by telephone with his doctor.

Le patient : J'aimerais prendre un rendez-vous avec le Docteur Auriac. Monsieur Danger à l'appareil.	**Patient :** I would like to make an appointment with Doctor Auriac. Mr Danger speaking.
La secrétaire : Un instant, s'il vous plaît. Je vais regarder dans son agenda. Quel jour vous conviendrait ?	**Secretary :** Just a moment, please. I will have a look in his diary. What day would suit you ?
Le patient : Mercredi.	**Patient :** Wednesday.
La secrétaire : Est-ce que 11 h [onze heures] vous conviendrait ?	**Secretary :** Would 11 [eleven] a.m. suit you ?
Le patient : Oui, c'est parfait.	**Patient :** Yes, that is fine.
La secrétaire : À mercredi donc.	**Secretary :** See you on Wednesday then.
Le patient : Merci, au revoir.	**Patient :** Thank you, goodbye.

2. Changer un rendez-vous
Changing an appointment

Un patient change un rendez-vous avec son médecin.
A patient changes his appointment with his doctor.

Le patient : Bonjour Madame. Je m'appelle Monsieur Boulanger. J'ai un rendez-vous avec le Docteur Lépine pour 10 h [dix heures] demain, mais je suis dans l'obligation de l'annuler. Je suis désolé.	**Patient :** Good morning Madam. My name is Mr Boulanger. I have an appointment with Doctor Lépine for 10 [ten] a.m. tomorrow but I will have to cancel it. I am sorry.
La secrétaire : Bonjour Monsieur. Voudriez-vous proposer une autre date qui vous convienne ?	**Secretary :** Good morning. Would you like to suggest another date that suits you ?
Le patient : Serait-il possible de le voir mardi prochain ?	**Patient :** Would it be possible to see him next Tuesday ?
La secrétaire : Oui, il y a trois places disponibles : 11 h, 13 h 45 et 16 h [onze heures, treize heures quarante-cinq et seize heures].	**Secretary :** Yes, there are three slots available : 11 a.m., 1:45 p.m. and 4 p.m. [eleven, one forty-five and four].
Le patient : 16 h [seize heures]. Cela m'arrange. Merci. Au revoir.	**Patient :** 4 [four] p.m. That suits me. Thank you. Goodbye.
La secrétaire : Au revoir, monsieur.	**Secretary :** Goodbye.

VOCABULAIRE / *VOCABULARY*

À bientôt	See you soon
Agenda *n. m.*	Diary (for engagements)
Annuler	To cancel
Changer	To change
Convenir à/arranger	To suit/be convenient for
Dans deux semaines	In two weeks' time
Emploi *n. m.* du temps	Timetable
En avance	Early
En retard	Late

Être disponible	To be available
Fixer un rendez-vous	To make an appointment
La semaine dernière	Last week
La semaine prochaine	Next week
Occuper	To keep busy
Plus tard	Later
Plus tôt	Earlier
Rendez-vous *n. m.*	Appointment
Répondre	To reply
Réponse *n. f.*	Reply
Reporter	To postpone/put off
Réserver	To book/reserve
Réunion *n. f.*	Meeting
Suggérer	To suggest

VOCABULARY / VOCABULAIRE

Appointment	Rendez-vous *n. m.*
Diary (for engagements)	Agenda *n. m.*
Earlier	Plus tôt
Early	En avance
In two weeks' time	Dans deux semaines
Last week	La semaine dernière
Late	En retard
Later	Plus tard
Meeting	Réunion *n. f.*
Next week	La semaine prochaine
Reply	Réponse *n. f.*
See you soon	À bientôt
Timetable	Emploi *n. m.* du temps
To be available	Être disponible
To book/reserve	Réserver
To cancel	Annuler

To change	Changer
To keep busy	Occuper
To make an appointment	Fixer un rendez-vous
To postpone/put off	Reporter
To reply	Répondre
To suggest	Suggérer
To suit/be convenient for	Convenir à/arranger

EXPRESSIONS UTILES / *USEFUL EXPRESSIONS*

Puis-je vous demander un renseignement ?	Can you give me some information ?/Can I ask you something ?
Je voudrais me renseigner au sujet de...	I would like to inquire about...
J'aimerais prendre un rendez-vous avec...	I would like to make an appointment with...
Pourriez-vous parler plus lentement, s'il vous plaît ?	Could you speak more slowly, please ?
Serait-il possible de fixer un autre rendez-vous ?	Would it be possible to make another appointment ?
Serait-il possible de fixer la date d'une autre réunion ?	Would it be possible to arrange another meeting ?
Je suis désolé(e)[1], je suis occupé(e). Pourriez-vous me rappeler plus tard ?	I am sorry, I am busy. Could you call me back later ?
Vous êtes en avance/en retard.	You are early/late.
Passez-moi le bureau du Docteur Lépine, s'il vous plaît.	Doctor Lépine's office, please.
Savez-vous où aller/nous trouver ?	Do you know where to go/find us ?
Nous sommes au 5e [cinquième] étage.	We are on the 5th [fifth] floor.
Patientez un instant !	One moment !
Faites-le patienter (au téléphone).	Ask him to hold the line (on the telephone).

1. Le e, placé entre parenthèses, est la forme féminine du mot. / The e, in brackets, is the feminine form of the word.

Faites-le patienter (pour une entrevue).	Ask him to wait (for an interview).
À qui ai-je l'honneur ?	To whom am I speaking ?
C'est de la part de qui ?	Who is calling, please ?
Que puis-je faire pour vous ?	May I help you ?/What can I do for you ?
C'est à quel sujet ?	What is it about ?
Merci de votre aide.	Thank you for your help.
Merci pour le renseignement.	Thank you for the information.

3. Réserver une chambre par téléphone
Booking a room by telephone

Un patient réserve une chambre à l'avance.
A patient books a room in advance.

Le patient : Bonjour, c'est Monsieur Nathan à l'appareil. Je souhaiterais réserver une chambre individuelle pour deux nuits.

La secrétaire : Quand serez-vous hospitalisé ?

Le patient : Le 15 [quinze] mai.

La secrétaire : Très bien, je vais vérifier la liste des chambres disponibles.

Le patient : C'est combien par nuit ?

La secrétaire : 45 [quarante-cinq] euros. Cela vous va ?

Le patient : Tout est inclus dans le prix ?

La secrétaire : Non, les repas pour les personnes qui accompagnent et le téléphone ne sont pas inclus.

Le patient : C'est bien.

La secrétaire : Très bien, Monsieur Nathan. Votre chambre est réservée pour deux nuits à partir du 15 [quinze] mai.

Le patient : Pouvez-vous me confirmer la réservation par écrit ?

La secrétaire : Oui, bien sûr.

Le patient : Merci, au revoir.

La secrétaire : Au revoir, monsieur.

Patient : Good morning, Mr Nathan speaking. I would like to book a single room for two nights.

Secretary : When are you being admitted to hospital ?

Patient : On May 15 [the fifteenth].

Secretary : Fine, I will check the list of rooms available.

Patient : How much is it per night ?

Secretary : 45 [forty-five] euro. Does that suit you ?

Patient : Does that price include everything ?

Secretary : No, meals for visitors and telephone calls are not included.

Patient : That is fine.

Secretary : All right, Mr Nathan. Your room is reserved for two nights from May 15 [the fifteenth].

Patient : Can you confirm the booking in writing ?

Secretary : Yes, of course.

Patient : Thank you, goodbye.

Secretary : Goodbye.

VOCABULAIRE / *VOCABULARY*

Au nom de...	In the name of...
Carte *n. f.* de crédit	Credit card
Chambre *n. f.* individuelle	Single room
Chambre *n. f.* seule/particulière	Private room
Chèque *n. m.* de caution	Deposit by cheque
Comme convenu	As agreed
Confirmer par fax	To confirm by fax
En fonction des disponibilités	Subject to availability
Lit *n. m.* d'enfant	Child's bed
Lit *n. m.* supplémentaire	Extra bed
Par retour du courrier	By return of post
Réserver	To book/reserve
Salle *n. f.* de bains avec douche	Bathroom with shower
Télévision *n. f.* par câble	Cable television

VOCABULARY / VOCABULAIRE

As agreed	Comme convenu
Bathroom with shower	Salle *n. f.* de bains avec douche
By return of post	Par retour du courrier
Cable television	Télévision *n. f.* par câble
Child's bed	Lit *n. m.* d'enfant
Credit card	Carte *n. f.* de crédit
Deposit by cheque	Chèque *n. m.* de caution
Extra bed	Lit *n. m.* supplémentaire
In the name of...	Au nom de...
Private room	Chambre *n. f.* seule/particulière
Single room	Chambre *n. f.* individuelle
Subject to availability	En fonction des disponibilités
To book/reserve	Réserver
To confirm by fax	Confirmer par fax

EXPRESSIONS UTILES / *USEFUL EXPRESSIONS*

Je voudrais savoir combien coûte une chambre individuelle.	I would like to know how much a single room costs.
Quels sont vos tarifs ?	What are your rates ?
Je voudrais une chambre à un lit/à deux lits.	I would like a single/twin room.
Je voudrais une chambre double/pour deux personnes.	I would like a double room.
Je voudrais une chambre qui donne sur le jardin.	I would like a room looking onto the garden.
Serait-il possible de voir la chambre ?	Would it be possible to see the room ?
J'espère que cela vous conviendra.	I hope that this will suit you.
Cette chambre ne me convient pas.	This room does not suit me.
Cette chambre me convient très bien.	This room suits me very well.
Très bien, je la prends pour une nuit.	That is fine, I will take it for one night.
C'est à quel nom, s'il vous plaît ?	What is the name please ?

4. Le trajet à l'hôpital
The journey to hospital

Un patient étranger prend un taxi.
A foreign patient takes a taxi.

Le patient : Emmenez-moi à la Clinique..., s'il vous plaît.	**Patient :** Take me to the... Clinic, please.
Le chauffeur : Avez-vous l'adresse exacte ?	**Taxi driver :** Have you the exact address ?
Le patient : Oui, je l'ai dans mon sac. Un instant, s'il vous plaît. La voici !	**Patient :** Yes, I have it in my bag. One moment, please. Here it is !
Le chauffeur : Êtes-vous pressé ?	**Taxi driver :** Are you in a hurry ?
Le patient : Oui, j'ai un rendez-vous à 9 h [neuf heures]. J'ai peur d'être en retard. C'est loin d'ici ?	**Patient :** Yes, I have an appointment at 9 [nine] a.m. I am afraid I will be late. Is it far from here ?
Le chauffeur : Ne vous inquiétez pas. Nous y sommes presque.	**Taxi driver :** Do not worry. We are nearly there.
Le patient : Cela me rassure.	**Patient :** That has put my mind at ease.
Dix minutes plus tard	Ten minutes later
Le chauffeur : Vous y êtes !	**Taxi driver :** You are here !
Le patient : Combien je vous dois ?	**Patient :** How much do I owe you ?
Le chauffeur : Dix euros, s'il vous plaît. Voulez-vous un reçu ?	**Taxi driver :** Ten euro, please. Do you need a receipt ?
Le patient : Non, merci. Au revoir.	**Patient :** No, thank you. Goodbye.
Le chauffeur : Merci. Au revoir.	**Taxi driver :** Thank you. Goodbye.

VOCABULAIRE / *VOCABULARY*

À l'angle de la rue	At the corner of the street
Aller à pied	To walk/go on foot
Aller tout droit	To go straight on
Appeler un taxi	To call a taxi

Autoroute *n. f.*	Motorway
Boulevard *n. m.* circulaire périphérique	Ring road
Carrefour *n. m.*	Crossroads
Ceinture *n. f.* de sécurité	Seat belt
Centre-ville *n. m.*	Town or city centre
Circulation *n. f.*	Traffic
Compteur *n. m.*	Meter
Contractuel, - elle *n. m.* / *n. f.*	Traffic warden
Contravention *n. f.*	Parking ticket
Déviation *n. f.*	Diversion
Embouteillage *n. m.*	Traffic jam
Faire demi-tour	To turn around
Feux *m. pl.* de signalisation	Traffic lights
Héler un taxi	To hail a taxi
Interdiction de fumer	Smoking forbidden
Limitation *n. f.* de vitesse	Speed limit
Manquer	To miss
Métro *n. m.* le plus proche	Nearest underground (station)
Panneau *n. m.* de signalisation	Traffic sign
Parcmètre *n. m.*	Parking meter
Parking *n. m.* /parc *n. m.* de stationnement	Car park
Passage *n. m.* à niveau	Level crossing
Passage *n. m.* piétons	Pedestrian/zebra crossing
Passer derrière/devant	To go behind/in front
Place *n. f.* de stationnement	Parking space
Poteau *n. m.* indicateur	Signpost
Pourboire *n. m.*	Tip
Priorité *n. f.* à droite	System of giving way to traffic coming from the right
Rond-point *n. m.*	Roundabout
Route *n. f.* barrée	Road closed
Sens *n. m.* unique	One-way street
Tourner à droite/à gauche	To turn right/left

Tout de suite/dans une heure/demain matin à 8 h [huit heures]	Straight away/in an hour/tomorrow at 8 [eight] a.m.
Une heure de route	One hour's drive

VOCABULARY / VOCABULAIRE

At the corner of the street	À l'angle de la rue
Car park	Parking *n. m.* /parc *n. m.* de stationnement
Crossroads	Carrefour *n. m.*
Diversion	Déviation *n. f.*
Level crossing	Passage *n. m.* à niveau
Meter	Compteur *n. m.*
Motorway	Autoroute *n. f.*
Nearest underground (station)	Métro *n. m.* le plus proche
One hour's drive	Une heure de route
One-way street	Sens *n. m.* unique
Parking meter	Parcmètre *n. m.*
Parking space	Place *n. f.* de stationnement
Parking ticket	Contravention *n. f.*
Pedestrian/zebra crossing	Passage *n. m.* piétons
Ring road	Boulevard *n. m.* circulaire périphérique
Road closed	Route *n. f.* barrée
Roundabout	Rond-point *n. m.*
Seat belt	Ceinture *n. f.* de sécurité
Signpost	Poteau *n. m.* indicateur
Smoking forbidden	Interdiction de fumer
Speed limit	Limitation *n. f.* de vitesse
Straight away/in an hour/tomorrow at 8 [eight] a.m.	Tout de suite/dans une heure/demain matin à 8 h [huit heures]
System of giving way to traffic coming from the right	Priorité *n. f.* à droite

Tip	Pourboire *n. m.*
To call a taxi	Appeler un taxi
To go behind/in front	Passer derrière/devant
To go straight on	Aller tout droit
To hail a taxi	Héler un taxi
To miss	Manquer
To turn around	Faire demi-tour
To turn right/left	Tourner à droite/à gauche
To walk/go on foot	Aller à pied
Town or city centre	Centre-ville *n. m.*
Traffic	Circulation *n. f.*
Traffic jam	Embouteillage *n. m.*
Traffic lights	Feux *m. pl.* de signalisation
Traffic sign	Panneau *n. m.* de signalisation
Traffic warden	Contractuel, - elle *n. m. / n. f.*

EXPRESSIONS UTILES / *USEFUL EXPRESSIONS*

Y a-t-il une station de taxi près d'ici ?	Is there a taxi rank near here ?
Je voudrais un taxi pour rentrer chez moi.	I would like a taxi to take me home.
Je voudrais un taxi pour aller à l'hôpital... /à la gare.	I would like a taxi to go to... hospital/to the station.
Combien de temps faut-il pour y arriver ?	How long will it take to get there ?
Vous faites fausse route.	You are on the wrong road.
Vous allez dans le sens inverse.	You are going in the opposite direction.
J'ai raté le bus/le train.	I missed the bus/the train.
Ma voiture est tombée en panne.	My car broke down.
Je n'ai pas pu trouver à me garer.	I could not find a parking space.
Je me suis perdu(e).	I got lost.
Vous pouvez me déposer ici.	You can drop me here.
Voulez-vous descendre ici ?	Would you like to get off here ?
Gardez la monnaie.	Keep the change.

5. **Monsieur Viot a un rendez-vous avec l'anesthésiste avant de subir une cholécystectomie.**
Mr Viot has an appointment with the anaesthetist before undergoing a cholecystectomy.

L'anesthésiste : Bonjour Monsieur Viot.

M. Viot : Bonjour Docteur.

L'anesthésiste : Quelle est votre date de naissance ?

M. Viot : Le 9 [neuf] mars 1940 [mille neuf cent quarante].

L'anesthésiste : Quel est votre poids ?

M. Viot : 75 [soixante-quinze] kilos.

L'anesthésiste : Votre intervention est prévue pour le 12 [douze] juillet. Il faut venir la veille à 16 [seize] heures.

M. Viot : Pourquoi dois-je venir la veille ?

L'anesthésiste : Parce qu'il y a une préparation préopératoire à faire. Il faut préparer la partie à opérer selon le protocole en vigueur (il est parfois nécessaire de raser l'endroit). Vous devez prendre une douche la veille et le matin de l'intervention avec une solution antiseptique.

L'anesthésiste : Faites-vous des allergies ?

M. Viot : Je suis allergique à l'aspirine et à l'iode.

L'anesthésiste : Portez-vous des lunettes ou des lentilles de contact ?

M. Viot : Je porte des lunettes pour lire.

L'anesthésiste : Fumez-vous ?

Anaesthetist : Good morning Mr Viot.

Mr Viot : Good morning Doctor.

Anaesthetist : What is your date of birth ?

Mr Viot : March 9 [the ninth]1940 [nineteen forty].

Anaesthetist : How much do you weigh ?

Mr Viot : 75 [seventy-five] kilos.

Anaesthetist : Your operation is scheduled for July 12 [the twelfth]. You must come in the day before at 4 [four] p.m.

Mr Viot : Why do I have to come in the day before ?

Anaesthetist : To prepare for the operation. The area to be operated on has to be prepared according to the ward policy (sometimes shaving is necessary). You have to take a shower the evening before and the morning of the operation with an antiseptic solution.

Anaesthetist : Have you any allergies ?

Mr Viot : I am allergic to aspirin and iodine.

Anaesthetist : Do you wear spectacles or contact lenses ?

Mr Viot : I wear spectacles for reading.

Anaesthetist : Do you smoke ?

5. DIALOGUE

M. Viot : Je fumais un paquet de cigarettes par jour mais j'ai arrêté il y a cinq ans.

L'anesthésiste : Êtes-vous essoufflé en montant les escaliers ?

M. Viot : Un peu.

L'anesthésiste : Buvez-vous de l'alcool ?

M. Viot : Je prends un verre de vin de temps en temps.

L'anesthésiste : Prenez-vous des médicaments actuellement ?

M. Viot : Je prends du Loxen® 50 mg [cinquante milligrammes], une fois par jour depuis trois ans.

L'anesthésiste : Souffrez-vous de maux de tête ?

M. Viot : Non.

L'anesthésiste : Avez-vous déjà été opéré ?

M. Viot : J'ai été opéré d'une hernie inguinale il y a deux ans.

L'anesthésiste : Avez-vous eu des complications ?

M. Viot : J'ai fait une phlébite à la jambe gauche.

L'anesthésiste : Avez-vous déjà reçu une transfusion sanguine ?

M. Viot : Non.

L'anesthésiste : Avez-vous un problème de thyroïde ?

M. Viot : Non.

L'anesthésiste : Avez-vous reçu de l'hormone de croissance ?

M. Viot : Non.

L'anesthésiste : Est-ce qu'un membre de votre famille a eu la maladie de Creutzfeldt-Jakob ?

Mr Viot : I used to smoke a packet of cigarettes a day but I stopped five years ago.

Anaesthetist : Are you breathless on climbing the stairs ?

Mr Viot : A little.

Anaesthetist : Do you drink alcohol ?

Mr Viot : I take a glass of wine occasionally.

Anaesthetist : Are you taking any medication at the moment ?

Mr Viot : I have been taking Loxen® 50 mg [fifty milligrams], once a day for three years.

Anaesthetist : Do you suffer from headaches ?

Mr Viot : No.

Anaesthetist : Have you ever been operated on ?

Mr Viot : I had a repair of an inguinal hernia two years ago.

Anaesthetist : Had you any complications ?

Mr Viot : I had phlebitis in the left leg.

Anaesthetist : Have you ever had a blood transfusion ?

Mr Viot : No.

Anaesthetist : Have you a thyroid problem ?

Mr Viot : No.

Anaesthetist : Have you had growth hormone ?

Mr Viot : No.

Anaesthetist : Has anyone in your family had Creutzfeldt-Jakob's disease ?

M. Viot : Non.	**Mr Viot :** No.
L'anesthésiste : Avez-vous apporté les résultats de vos analyses (prise de sang, carte de groupe sanguin, radiographie pulmonaire, électrocardiogramme) ?	**Anaesthetist :** Have you brought the results of your tests (blood test, blood group card, chest X-ray, electrocardiogram) ?
M. Viot : J'ai tout apporté sauf l'électrocardiogramme. Je ne le retrouve pas.	**Mr Viot :** I brought everything except the electrocardiogram. I cannot find it.
L'anesthésiste : Ce n'est pas grave. On vous en fera un à l'entrée.	**Anaesthetist :** It does not matter. You will have one done on admission.
L'anesthésiste : Portez-vous un appareil dentaire ?	**Anaesthetist :** Do you wear dentures ?
M. Viot : Non. J'ai un bridge, en haut, à gauche.	**Mr Viot :** No. I have a bridge, on top, on the left.
L'anesthésiste : Bien. Avez-vous des questions ?	**Anaesthetist :** Fine. Have you any questions ?
M. Viot : Non, le chirurgien m'a tout expliqué la semaine dernière.	**Mr Viot :** No, the surgeon explained everything to me last week.
L'anesthésiste : C'est bien. Maintenant, je vais vous examiner.	**Anaesthetist :** Good. Now I am going to examine you.

VOCABULAIRE / *VOCABULARY*

Allergie *n. f.* alimentaire	Food allergy
Anesthésie *n. f.* générale/locale/péridurale	General/local/epidural anaesthetic
Angine *n. f.* de poitrine	Angina
Antécédents *m. pl.*	Past history
Asthme *n. m.*	Asthma
Autorisation *n. f.* d'opérer	Consent to operate
Bronchite *n. f.*	Bronchitis
Cathéter *n. m.* péridural	Epidural catheter
Coagulopathie *n. f.*	Coagulopathy
Colonne *n. f.* vertébrale	Spine/vertebral column

Complication *n. f.*	Complication
Compte *n. m.* rendu opératoire (d'opération)	Operation report
Diabète *n. m.* insipide/sucré	Diabetes insipidus/mellitus
Échographie *n. f.*	Ultrasound scan
Eczéma *n. m.*	Eczema
Embolie *n. f.* pulmonaire	Pulmonary embolism
Épilepsie *n. f.*	Epilepsy
Être à jeun	To be fasting
Être enceinte	To be pregnant
Être enrhumé(e)	To have a cold
Glaucome *n. m.*	Glaucoma
Greffe *n. f.* de cornée	Corneal transplant
Grossesse *n. f.*	Pregnancy
Ictère *n. m.* (jaunisse *n. f.*)	Icterus (jaundice)
Imagerie *n. f.* par résonance magnétique (IRM)	Magnetic resonance imaging (MRI)
Intubation *n. f.*	Intubation
Intubé(e)	Intubated
Maladie *n. f.* rénale/neurologique	Renal/neurological illness, disease
Marqueur *n. m.*	Tracer
Œdème *n. m.* de Quincke	Quincke's oedema
Œdème *n. m.* du poumon	Pulmonary oedema
Ordonnance *n. f.*	Prescription
Prémédication *n. f.*	Premedication
Rachianesthésie *n. f.*	Spinal anaesthetic
Rhinite *n. f.*	Rhinitis
Risque *n. m.*	Risk
Test *n. m.*	Test
Urticaire *n. f.*	Urticaria/nettle rash

VOCABULARY / VOCABULAIRE

Angina	Angine *n. f.* de poitrine
Asthma	Asthme *n. m.*
Bronchitis	Bronchite *n. f.*
Coagulopathy	Coagulopathie *n. f.*
Complication	Complication *n. f.*
Consent to operate	Autorisation *n. f.* d'opérer
Corneal transplant	Greffe *n. f.* de cornée
Diabetes insipidus/mellitus	Diabète *n. m.* insipide/sucré
Eczema	Eczéma *n. m.*
Epidural catheter	Cathéter *n. m.* péridural
Epilepsy	Épilepsie *n. f.*
Food allergy	Allergie *n. f.* alimentaire
General/local/epidural anaesthetic	Anesthésie *n. f.* générale/locale/péridurale
Glaucoma	Glaucome *n. m.*
Icterus (jaundice)	Ictère *n. m.* (jaunisse *n. f.*)
Intubated	Intubé(e)
Intubation	Intubation *n. f.*
Magnetic resonance imaging (MRI)	Imagerie *n. f.* par résonance magnétique (IRM)
Operation report	Compte *n. m.* rendu opératoire (d'opération)
Past history	Antécédents *m. pl.*
Pregnancy	Grossesse *n. f.*
Premedication	Prémédication *n. f.*
Prescription	Ordonnance *n. f.*
Pulmonary embolism	Embolie *n. f.* pulmonaire
Pulmonary oedema	Œdème *n. m.* du poumon
Quincke's oedema	Œdème *n. m.* de Quincke
Renal/neurological illness, disease	Maladie *n. f.* rénale/neurologique
Rhinitis	Rhinite *n. f.*
Risk	Risque *n. m.*
Spinal anaesthetic	Rachianesthésie *n. f.*

Spine/vertebral column	Colonne *n. f.* vertébrale
Test	Test *n. m.*
To be fasting	Être à jeun
To be pregnant	Être enceinte
To have a cold	Être enrhumé(e)
Tracer	Marqueur *n. m.*
Ultrasound scan	Échographie *n. f.*
Urticaria/nettle rash	Urticaire *n. f.*

EXPRESSIONS UTILES / *USEFUL EXPRESSIONS*

Quelle est votre taille ?	How tall are you ?
Avez-vous des antécédents familiaux de maladies cardiaques ?	Is there a history of heart disease in your family ?
Avez-vous des problèmes oculaires ?	Have you any eye problems ?
Avez-vous des problèmes d'oreilles ?	Have you any problems with your ears ?
Avez-vous d'autres problèmes ?	Have you any other problems ?
J'ai Madame X en ligne, pouvez-vous m'apporter son dossier/ses résultats, s'il vous plaît ?	I have Mrs X on the line, can you bring me her dossier/her results, please ?
Pourriez-vous chercher aux archives l'autre dossier de Monsieur Y ? Il est venu il y a six ans.	Can you look in the archives for Mr Y's other dossier ? He came here six years ago.
Pourriez-vous donner à Madame Z un rendez-vous en supplément la semaine prochaine ?	Can you give Mrs Z an extra appointment for next week ?
Il faut le signaler à l'infirmière.	You must let the nurse know.
N'oubliez pas de montrer les résultats de vos analyses au médecin.	Do not forget to show the results of your tests to the doctor.
N'oubliez pas d'apporter vos anciennes radiographies/échographies lors de votre prochain rendez-vous avec le (la) radiologue.	Do not forget to bring your old X-rays/scans next time you have an appointment with the radiologist.

6. Le laboratoire
The laboratory

Un patient vient récupérer ses résultats.
A patient comes to collect his results.

Le patient : Bonjour Madame. Je viens récupérer les résultats des analyses sanguines que vous m'avez faites avant-hier.	**Patient :** Good morning. I have come to collect the results of blood tests which I had done the day before yesterday.
La laborantine : Vous êtes Monsieur... ?	**Laboratory assistant :** Your name is... ?
Le patient : Monsieur Delrue.	**Patient :** Mr Delrue.
La laborantine : Votre prénom ?	**Laboratory assistant :** Your christian name ?
Le patient : André.	**Patient :** André.
La laborantine : Un instant, s'il vous plaît. Les voilà ! Tout est normal. Nous allons envoyer un exemplaire à votre médecin.	**Laboratory assistant :** One moment, please. Here they are ! Everything is normal. We will send a copy to your doctor.
Le patient : Merci.	**Patient :** Thank you.
La laborantine : Comment allez-vous régler ?	**Laboratory assistant :** How are you going to pay ?
Le patient : En espèces.	**Patient :** By cash.
La laborantine : C'est parfait. Ce sera 30 [trente] euros, s'il vous plaît.	**Laboratory assistant :** That is fine. That will be 30 [thirty] euro, please.
Le patient : D'accord. Merci. Au revoir.	**Patient :** All right. Thank you. Goodbye.

VOCABULAIRE / *VOCABULARY*

Allergie *n. f.*	Allergy
Analyse *n. f.* de sang/d'urine	Blood/urine test
Anémie *n. f.*	Anaemia
Anticorps *m. pl.* irréguliers	Irregular antibodies
Caillot *n. m.*	Clot
Carte *n. f.* de groupe sanguin	Blood group card
Coagulation *n. f.*	Coagulation

Coproculture *n. f.*	Stool specimen
Deux déterminations du groupe sanguin	Two blood group checks
Échantillon *n. m.* de sang	Blood sample/specimen
Examen *n. m.*	Examination
Examen *n. m.* cytobactériologique des urines (ECBU)	Midstream urine specimen (MSU)
Faire une prise de sang à quelqu'un	To take a blood sample from somebody
Garrot *n. m.*	Tourniquet
Gaz *n. m.* du sang	Blood gas
Glycémie *n. f.*	Glycaemia
Hématome *n. m.*	Haematoma
Hémoculture *n. f.*	Haemoculture
Hémoglobine *n. f.* basse	Low haemoglobin
Hépatite *n. f.*	Hepatitis
Payer par chèque/carte bancaire/en espèces	To pay by cheque/banker's card/cash
Prélever des échantillons	To take samples of
Prise *n. f.* de sang	Blood test
Produits *m. pl.* sanguins	Blood products
Sang *n. m.* artériel/veineux	Arterial/venous blood
Sang *n. m.* contaminé	Contaminated blood
Se faire facilement des bleus	To bruise easily
Se faire faire des analyses	To have some tests done
Ticket *n. m.* modérateur (représente la partie des frais médicaux laissée à la charge de l'assuré(e)	Patient's contribution towards cost of medical treatment
Tiers *n. m.* payant	Direct payment by insurers for medical treatment
Transfusion *n. f.* sanguine	Blood transfusion

VOCABULARY / VOCABULAIRE

Allergy	Allergie *n. f.*
Anaemia	Anémie *n. f.*
Arterial/venous blood	Sang *n. m.* artériel/veineux
Blood gas	Gaz *n. m.* du sang
Blood group card	Carte *n. f.* de groupe sanguin
Blood products	Produits *m. pl.* sanguins
Blood sample/specimen	Échantillon *n. m.* de sang
Blood test	Prise *n. f.* de sang
Blood transfusion	Transfusion *n. f.* sanguine
Blood/urine test	Analyse *n. f.* de sang/d'urine
Clot	Caillot *n. m.*
Coagulation	Coagulation *n. f.*
Contaminated blood	Sang *n. m.* contaminé
Direct payment by insurers for medical treatment	Tiers *n. m.* payant
Examination	Examen *n. m.*
Glycaemia	Glycémie *n. f.*
Haematoma	Hématome *n. m.*
Haemoculture	Hémoculture *n. f.*
Hepatitis	Hépatite *n. f.*
Irregular antibodies	Anticorps *m. pl.* irréguliers
Low haemoglobin	Hémoglobine *n. f.* basse
Midstream urine specimen (MSU)	Examen *n. m.* cytobactériologique des urines (ECBU)
Patient's contribution towards cost of medical treatment	Ticket *n. m.* modérateur (représente la partie des frais médicaux laissée à la charge de l'assuré(e)
Stool specimen	Coproculture *n. f.*
To bruise easily	Se faire facilement des bleus
To have some tests done	Se faire faire des analyses
To pay by cheque/banker's card/cash	Payer par chèque/carte bancaire/en espèces
To take a blood sample from somebody	Faire une prise de sang à quelqu'un

To take samples of	Prélever des échantillons
Tourniquet	Garrot *n. m.*
Two blood group checks	Deux déterminations du groupe sanguin

EXPRESSIONS UTILES / *USEFUL EXPRESSIONS*

Remontez votre manche.	Roll up your sleeve.
Serrez le poing.	Clinch your fist.
Déserrez le poing.	Unclinch your fist.
Je vous mets un pansement.	I am putting on a dressing.
Êtes-vous allergique au micropore/sparadrap ?	Are you allergic to micropore/plaster ?
Appuyez sur le pansement pendant quelques secondes.	Press on the dressing for a few seconds.
Avez-vous déjà reçu une transfusion sanguine ?	Have you ever had a blood transfusion ?
Pouvez-vous envoyer un exemplaire à mon médecin, s'il vous plaît ?	Can you send a copy to my doctor, please ?
Voulez-vous que j'envoie les résultats à votre médecin ?	Would you like me to send the results to your doctor ?
Que dois-je faire pour récupérer les résultats ?	What do I have to do to get back the results ?
Est-ce que les résultats sont normaux ?	Are the results normal ?
Vous aurez les résultats demain à partir de 14 h [quatorze heures].	You will have the results tomorrow after 2 [two] p.m.
Combien vous dois-je ?	How much do I owe you ?
Je suis désolé(e), j'ai oublié mon portefeuille.	I am sorry, I forgot my wallet.
Le laboratoire est ouvert de 9 h à 17 h [neuf heures à dix-sept heures] sans interruption, du lundi au vendredi.	The laboratory is open all day from 9 [nine] a.m. to 5 [five] p.m., Monday to Friday.

7. L'hospitalisation
Admission to hospital

- Un patient arrive à l'accueil.
  A patient arrives at reception.

La réceptionniste : Bonjour Monsieur.

Receptionist : Good morning.

Le patient : Bonjour Madame. Je viens pour une hospitalisation dans le service de Monsieur Leclerc.

Patient : Good morning. I am to be admitted to Mr Leclerc's ward.

La réceptionniste : Comment vous appelez-vous ?

Receptionist : What is your name ?

Le patient : Je m'appelle Dior.

Patient : My name is Dior.

La réceptionniste : Votre prénom ?

Receptionist : Your christian name ?

Le patient : Jean.

Patient : Jean.

La réceptionniste : Quelle est votre date de naissance ?

Receptionist : What is your date of birth ?

Le patient : Le 3 [trois] janvier 1940 [mille neuf cent quarante].

Patient : 3 [the third of] January 1940 [nineteen forty].

La réceptionniste : Quelle est votre adresse ?

Receptionist : What is your address ?

Le patient : 2 [deux], rue de la Roseraie, 75006 [soixante-quinze zéro zéro six] Paris.

Patient : 2 [two], rue de la Roseraie, 75006 [seven five zero zero six] Paris.

La réceptionniste : Quelle est la personne la plus proche ?

Receptionist : Who is your next of kin ?

Le patient : Ma femme.

Patient : My wife.

La réceptionniste : Quel est son numéro de téléphone ?

Receptionist : What is her telephone number ?

Le patient : 06 -- -- -- -- [zéro six -- -- -- --]

Patient : 06 -- -- -- -- [zero six -- -- -- --]

La réceptionniste : Voulez-vous une chambre particulière ?

Receptionist : Would you like a private room ?

Le patient : Oui, s'il vous plaît.

Receptionist : Yes, please.

La réceptionniste : Il y a un supplément de 60 [soixante] euros par jour pour une chambre particulière.

Receptionist : There is a supplement of 60 [sixty] euro per day for a private room.

7. DIALOGUE

Le patient : D'accord.

La réceptionniste : Avez-vous une carte Vitale ?

Le patient : Oui. Un instant, s'il vous plaît.

La réceptionniste : Avez-vous une mutuelle ?

Le patient : Oui.

La réceptionniste : Avez-vous des objets de valeur que vous voulez déposer dans le coffre-fort ?

Le patient : Non, je n'ai que ma montre que je veux garder.

La réceptionniste : Pouvez-vous signer en bas de la page, s'il vous plaît ?

Le patient : Pouvez-vous me prêter votre stylo, s'il vous plaît ?

La réceptionniste : Oui, bien sûr.

La réceptionniste : Avez-vous des questions ?

Le patient : Est-ce qu'il y a le téléphone dans la chambre ?

La réceptionniste : Non. Si vous voulez avoir le téléphone, il faut verser une caution de 50 [cinquante] euros.

Le patient : D'accord. Je vous fais un chèque.

La réceptionniste : C'est tout. Maintenant, prenez l'ascenseur, qui se trouve derrière vous, jusqu'au 5e [cinquième] étage. Le bureau des infirmières est sur votre droite en sortant de l'ascenseur.

Le patient : Juste une question, avez-vous une brochure sur l'hôpital ?

Patient : That is fine.

Receptionist : Have you a health insurance card ?

Patient : Yes. One moment, please.

Receptionist : Have you private health insurance ?

Patient : Yes.

Receptionist : Have you any valuables you would like locked in the safe ?

Patient : No, I have only my watch which I want to keep.

Receptionist : Can you sign at the bottom of the page, please ?

Patient : Can you lend me your pen, please ?

Receptionist : Yes, of course.

Receptionist : Have you any questions ?

Patient : Is there a telephone in the room ?

Receptionist : Non. If you want a telephone, you have to pay a deposit of 50 [fifty] euro.

Patient : All right. I will write a cheque.

Receptionist : That is all. Now, take the lift, which is just behind you, to the 5th [fifth] floor. The nurses' station is to your right as you come out of the lift.

Patient : Just one question, have you a brochure on the hospital ?

La réceptionniste : Oui. Tenez.	**Receptionist :** Yes. Here you are.
Le patient : Je vous remercie.	**Patient :** Thank you.
La réceptionniste : Au revoir.	**Receptionist :** Goodbye.

VOCABULAIRE / *VOCABULARY*

Accompagner	To accompany
Carte *n. f.* Vitale	Health insurance card
Certificat *n. m.* d'hospitalisation	Certificate of hospital stay
Chemise *n. f.*	Folder
Coffre-fort *n. m.*	Safe
Contacter	To contact
Demander	To ask
Document *n. m.*	Document
Documents *m. pl.* médicaux	Medical documents
Donner	To give
Donner son autorisation	To give one's consent
Dossier *n. m.* d'admission	Admission file/records
Dossier *n. m.* médical	Medical file/records
Entrer	To come in
Entrer sans frapper	Enter without knocking
Entretien *n. m.* / entrevue *n. f.*	Interview
Étiquette *n. f.*	Label
Être divorcé(e) /marié(e) /célibataire	To be divorced/married/celibate (single)
Être remboursé(e)	To be reimbursed
Exemplaire *n. m.*	Copy
Fiche *n. f.* d'état civil	Record of civil status
Fiche *n. f.* navette	Administration sheet/form
Forfait *n. m.* journalier	Daily hospital charge (fixed)
Frais *m. pl.*	Expenses
Frais *m. pl.* d'hospitalisation	Hospital expenses
Frapper avant d'entrer	Knock before entering
Garder	To keep

Informer	To inform
Laisser un message	To leave a message
Lit *n. m.* pliant	Folding bed
Nom *n. m.* de jeune fille	Maiden name
Paravent *n. m.*	Screen
Pièce *n. f.* d'identité	Identification
Poser sa valise	To put down one's suitcase
Prendre un message	To take a message
Prendre une mutuelle	To take out supplementary health insurance
Prise *n. f.* en charge (par la Sécurité sociale)	Undertaking (by the Social Security) to reimburse medical expenses
Récupérer (objets de valeur)	To get back (valuables)
Remplir (questionnaire)	To fill in/out (questionnaire)
Renseignement *n. m.*	Information
Réserver	To book/reserve
Rez-de-chaussée *n. m.*	Ground floor
Salle *n. f.* d'attente	Waiting room
Se faire opérer	To be operated on
Signer	To sign
Sous-sol *n. m.*	Basement
Vérifier	To check
Verser des arrhes (un acompte)	To put down/pay a deposit

VOCABULARY / VOCABULAIRE

Administration sheet/form	Fiche *n. f.* navette
Admission file/records	Dossier *n. m.* d'admission
Basement	Sous-sol *n. m.*
Certificate of hospital stay	Certificat *n. m.* d'hospitalisation
Copy	Exemplaire *n. m.*
Daily hospital charge (fixed)	Forfait *n. m.* journalier
Document	Document *n. m.*

Enter without knocking	Entrer sans frapper
Expenses	Frais *m. pl.*
Folder	Chemise *n. f.*
Folding bed	Lit *n. m.* pliant
Ground floor	Rez-de-chaussée *n. m.*
Health insurance card	Carte *n. f.* Vitale
Hospital expenses	Frais *m. pl.* d'hospitalisation
Identification	Pièce *n. f.* d'identité
Information	Renseignement *n. m.*
Interview	Entretien *n. m.* / entrevue *n. f.*
Knock before entering	Frapper avant d'entrer
Label	Étiquette *n. f.*
Maiden name	Nom *n. m.* de jeune fille
Medical documents	Documents *m. pl.* médicaux
Medical file/records	Dossier *n. m.* médical
Record of civil status	Fiche *n. f.* d'état civil
Safe	Coffre-fort *n. m.*
Screen	Paravent *n. m.*
To accompany	Accompagner
To ask	Demander
To be divorced/married/celibate (single)	Être divorcé(e) /marié(e) /célibataire
To be operated on	Se faire opérer
To be reimbursed	Être remboursé(e)
To book/reserve	Réserver
To check	Vérifier
To come in	Entrer
To contact	Contacter
To fill in/out (questionnaire)	Remplir (questionnaire)
To get back (valuables)	Récupérer (objets de valeur)
To give	Donner
To give one's consent	Donner son autorisation
To inform	Informer
To keep	Garder

To leave a message	Laisser un message
To put down one's suitcase	Poser sa valise
To put down/pay a deposit	Verser des arrhes (un acompte)
To sign	Signer
To take a message	Prendre un message
To take out supplementary health insurance	Prendre une mutuelle
Undertaking (by the Social Security) to reimburse medical expenses	Prise *n. f.* en charge (par la Sécurité sociale)
Waiting room	Salle *n. f.* d'attente

EXPRESSIONS UTILES / *USEFUL EXPRESSIONS*

Où habitez-vous ?	Where do you live ?
Avez-vous des enfants ?	Have you any children ?
Que faites-vous dans la vie ?	What do you do ?
Avez-vous déjà été hospitalisé(e) ici ?	Have you been admitted here before ?
Avez-vous un rendez-vous ?	Have you an appointment ?
Parlez-vous (le) français/(l') anglais ?	Do you speak French/English ?
Puis-je vous aider ?	May I help you ?
Pouvez-vous m'aider, s'il vous plaît ?	Can you help me, please ?
Pouvez-vous patienter un instant, s'il vous plaît ?	Can you wait a moment, please ?
Voulez-vous vous asseoir ?	Would you like to take a seat ?
Répétez, s'il vous plaît.	Repeat, please.
Pouvez-vous parler lentement, s'il vous plaît ? Je ne comprends pas.	Can you speak slowly, please ? I do not understand.
Pouvez-vous l'épeler, s'il vous plaît ?	Can you spell it, please ?
Y a-t-il quelqu'un pour traduire ?	Is there someone to translate ?
Il n'est pas disponible actuellement.	He is not available at the moment.

Pouvez-vous remplir ce formulaire, s'il vous plaît ?	Can you fill in this form, please ?
Signez ici, s'il vous plaît.	Sign here, please.
Puis-je prendre votre valise ?	May I take your suitcase ?
Posez votre valise/sac ici.	Put your suitcase/bag down here.
Suivez-moi, s'il vous plaît.	Follow me, please.
Venez par ici, s'il vous plaît.	Come this way, please.
J'aurai besoin d'une chaise roulante/d'un fauteuil roulant.	I will need a wheelchair.
Y a-t-il un distributeur de boissons ?	Is there a vending machine ?
Où est le téléphone le plus proche ?	Where is the nearest telephone ?
Où sont les toilettes ?	Where are the toilets ?
L'infirmière viendra vous chercher dans dix minutes.	The nurse will come to collect you in ten minutes.

- **Un patient est hospitalisé pour une intervention à la jambe.**
  A patient is admitted to hospital for an operation on his leg.

Le patient : Bonjour Madame. Je m'appelle Monsieur David.	**Patient :** Good morning. My name is Mr David.
L'infirmière : Bonjour Monsieur. Avez-vous déjà été hospitalisé ici ?	**Nurse :** Good morning. Have you been admitted here before ?
Le patient : Non, c'est la première fois.	**Patient :** No, it is the first time.
L'infirmière : Suivez-moi, s'il vous plaît. Vous êtes chambre 320 [trois cent vingt].	**Nurse :** Follow me, please. Your room number is 320 [three hundred and twenty].
Le patient : Est-ce une chambre particulière ?	**Patient :** Is it a private room ?
L'infirmière : Oui. Je vais vous montrer comment fonctionnent le lit électrique et la sonnette.	**Nurse :** Yes. I will show you how the electric bed and the bell work.
Le patient : Je passe au bloc opératoire à quelle heure ?	**Patient :** What time do I go to the operating theatre ?
L'infirmière : À 10 h [dix heures].	**Nurse :** At 10 [ten] a.m.

7. DIALOGUE

L'infirmière : Faites-vous des allergies ?

Le patient : Je suis allergique à la Pénicilline®. L'anesthésiste est au courant.

L'infirmière : Avez-vous apporté les résultats de vos analyses ?

Le patient : Oui, mais j'ai oublié ma carte de groupe sanguin. Ma femme va l'apporter tout à l'heure. Voici les radiographies du genou et des poumons et les résultats du bilan sanguin.

L'infirmière : Vous êtes-vous rasé la jambe ?

Le patient : J'ai mis une crème dépilatoire.

L'infirmière : Faites-moi voir. C'est bon.

Le patient : Combien de temps dois-je rester en salle de réveil ?

L'infirmière : Deux heures, si tout va bien.

L'infirmière : Avez-vous des objets de valeur ?

Le patient : Non.

L'infirmière : Il faut prendre une douche avec cet antiseptique, ensuite mettre une casaque et couvrir vos cheveux avec cette charlotte.

Le patient : J'ai pris une douche ce matin.

L'infirmière : C'est le protocole.

L'infirmière : Appelez-moi quand vous serez prêt. Il faut que je vous donne une prémédication.

Le patient : C'est une piqûre ?

L'infirmière : Non, c'est un comprimé.

Nurse : Have you any allergies ?

Patient : I am allergic to Penicillin®. The anaesthetist knows about it.

Nurse : Have you brought the results of your tests ?

Patient : Yes, but I forgot my blood group card. My wife will bring it in later. Here are my knee and chest X-rays and the results of my blood test.

Nurse : Have you shaved your leg ?

Patient : I used a depilatory cream.

Nurse : Let me see. It is fine.

Patient : Have long do I have to wait in the recovery ward ?

Nurse : Two hours, if everything goes all right.

Nurse : Have you any valuables ?

Patient : No.

Nurse : You must take a shower with this antiseptic, then put on a gown and cover your hair with this cap.

Patient : I had a shower this morning.

Nurse : It is the protocol.

Nurse : Call me when you are ready. I have to give you a premedication.

Patient : Is it an injection ?

Nurse : No, it is a tablet.

Le patient : Je verrai l'anesthésiste avant de passer au bloc opératoire ?

Patient : Will I see the anaesthetist before I go to the operating theatre ?

L'infirmière : Non, vous l'avez vu en consultation.

Nurse : No, you saw him in the outpatients' department.

Le patient : Il m'a dit qu'il passerait me voir avant de passer au bloc.

Patient : He said he would see me before I went to theatre.

L'infirmière : Bon, alors, je vais l'appeler.

Nurse : All right, I will phone him.

5 [cinq] minutes plus tard

5 [five] minutes later

L'infirmière : Il est occupé. Il vous verra au bloc.

Nurse : He is busy. He will see you in theatre.

Le patient : D'accord. Je vais prendre ma douche et je vous appellerai tout à l'heure.

Patient : All right. I will take a shower and I will call you later.

L'infirmière : À tout à l'heure.

Nurse : See you later.

15 [quinze] minutes plus tard

15 [fifteen] minutes later

Le patient : Est-ce que je peux garder mon slip ?

Patient : May I keep my underpants on ?

L'infirmière : Non, il faut le retirer.

Nurse : No, you must take it off.

L'infirmière : Maintenant, il faut prendre ce comprimé avec un peu d'eau. Restez au lit et si vous voulez quoi que ce soit, sonnez. Le brancardier va venir vous chercher à 9 h 45 [neuf heures quarante cinq].

Nurse : Now, you must take this tablet with a little water. Stay in bed and if you need anything, ring the bell. The porter will come for you at 9:45 [nine forty-five] a.m.

Le patient : Merci. À plus tard.

Patient : Thank you. See you later.

VOCABULAIRE / *VOCABULARY*

Accueillir	To welcome
Administrer	To administer
Aider	To help
Allergie *n. f.*	Allergy
Alliance *n. f.*	Wedding ring
Appareil *n. m.* auditif	Hearing aid
Appliquer	To apply
Assurer	To assure
Autorisation *n. f.* d'opérer	Permission/consent to operate
Bague *n. f.* de fiançailles	Engagement ring
Bijoux *m. pl.*	Jewellery
Boucle *n. f.* d'oreille	Earring
Boule *n. f.* Quiès®	Earplug
Bracelet *n. m.* d'identification	Identification bracelet
Brosse *n. f.* à cheveux	Hairbrush
Brosse *n. f.* à dents	Toothbrush
Brosse *n. f.* à ongles	Nailbrush
Caleçon *n. m.*	Boxer shorts
Chaîne *n. f.*	Chain
Changer	To change
Chemise *n. f.* de nuit	Nightdress/nightshirt
Collier *n. m.*	Necklace
Connaître	To know
Défaire le lit	To strip the bed
Dentier *n. m.*	Denture
Dentifrice *n. m.*	Toothpaste
Désinfecter	To disinfect
Dissolvant *n. m.* (pour les ongles)	Nail varnish remover
Distribuer	To distribute/give out
Dormir	To sleep
Écouter	To listen
Effectuer/réaliser	To carry out

Entrer	To come in/enter
Envoyer	To send
Escarre *n. f.*	Bedsore
Être autonome	To be independent
Être aveugle	To be blind
Être disponible	To be available/free
Être sourd(e)	To be deaf
Faire	To make/do
Faire un diagnostic/diagnostiquer	To diagnose
Gant *n. m.* de toilette	Facecloth
Intramusculaire	Intramuscular
Intraveineux, - euse	Intravenous
Lentille *n. f.* de contact	Contact lens
Lunettes *f. pl.*	Spectacles/glasses
Marcher	To walk
Mettre	To put
Ordonnance *n. f.*	Prescription
Organiser	To organise
Pantoufle *n. f.* /chausson *n. m.*	Slipper
Participer	To participate
Peigne *n. m.*	Comb
Per os	By mouth
Permettre	To allow
Perruque *n. f.*	Wig
Piqûre *n. f.*	Injection
Porter un dentier	To wear dentures
Poser	To put down/in
Pot *n. m.* à dentier	Denture pot
Pouls *n. m.*	Pulse
Prendre	To take
Prendre ou tâter le pouls de quelqu'un	To take or feel somebody's pulse
Préparer	To prepare
Prévoir	To plan

Prothèse *n. f.*	Prosthesis
Pyjama *n. m.*	Pyjamas
Ranger	To arrange/tidy (up)
Raser	To shave
Rassurer	To reassure
Réanimer	To resuscitate
Recevoir	To receive
Réclamer	To ask for
Refaire le lit	To make the bed
Répondre	To answer/reply
Respecter	To respect
Respiration *n. f.*	Respiration
Robe *n. f.* de chambre	Dressing gown
S'endormir	To fall asleep
S'installer dans un fauteuil	To settle in an armchair
Savoir écouter	To be a good listener
Savon *n. m.*	Soap
Se coucher	To go to bed
Se déshabiller	To get undressed
Se faire percer les oreilles	To have one's ears pierced
Se laver	To wash
Se laver les dents	To brush one's teeth
Se lever	To get up
Se réveiller	To wake up
Sèche-cheveux *n. m.*	Hairdryer
Serviette *n. f.*	Towel
Shampooing *n. m.*	Shampoo
Slip *n. m.*	Underpants
Sous-cutané(e)	Subcutaneous
Suivre	To follow
Suivre un régime alimentaire	To be on a diet
Surcharge *n. f.* pondérale	Excess weight
Température *n. f.*	Temperature

Tensiomètre *n. m.* (appareil *n. m.* pour mesurer la tension artérielle)	Sphygmomanometer (instrument for measuring arterial blood pressure)
Tension *n. f.* artérielle	Blood pressure
Tondeuse *n. f.*	Clippers
Tondre	To clip/cut
Toucher	To touch
Trousse *n. f.* de toilette	Toilet bag
Utiliser	To use
Veiller sur	To watch over
Vérifier	To check
Vernis *n. m.* à ongles	Nail varnish
Vivre seul(e)	To live alone

VOCABULARY / VOCABULAIRE

Allergy	Allergie *n. f.*
Bedsore	Escarre *n. f.*
Blood pressure	Tension *n. f.* artérielle
Boxer shorts	Caleçon *n. m.*
By mouth	*Per os*
Chain	Chaîne *n. f.*
Clippers	Tondeuse *n. f.*
Comb	Peigne *n. m.*
Contact lens	Lentille *n. f.* de contact
Denture	Dentier *n. m.*
Denture pot	Pot *n. m.* à dentier
Dressing gown	Robe *n. f.* de chambre
Earplug	Boule *n. f.* Quiès®
Earring	Boucle *n. f.* d'oreille
Engagement ring	Bague *n. f.* de fiançailles
Excess weight	Surcharge *n. f.* pondérale
Facecloth	Gant *n. m.* de toilette
Hairbrush	Brosse *n. f.* à cheveux

Hairdryer	Sèche-cheveux *n. m.*
Hearing aid	Appareil *n. m.* auditif
Identification bracelet	Bracelet *n. m.* d'identification
Injection	Piqûre *n. f.*
Intramuscular	Intramusculaire
Intravenous	Intraveineux, - euse
Jewellery	Bijoux *m. pl.*
Nail varnish	Vernis *n. m.* à ongles
Nail varnish remover	Dissolvant *n. m.* (pour les ongles)
Nailbrush	Brosse *n. f.* à ongles
Necklace	Collier *n. m.*
Nightdress/nightshirt	Chemise *n. f.* de nuit
Permission/consent to operate	Autorisation *n. f.* d'opérer
Prescription	Ordonnance *n. f.*
Prosthesis	Prothèse *n. f.*
Pulse	Pouls *n. m.*
Pyjamas	Pyjama *n. m.*
Respiration	Respiration *n. f.*
Shampoo	Shampooing *n. m.*
Slipper	Pantoufle *n. f.* /chausson *n. m.*
Soap	Savon *n. m.*
Spectacles/glasses	Lunettes *f. pl.*
Sphygmomanometer (instrument for measuring arterial blood pressure)	Tensiomètre *n. m.* (appareil *n. m.* pour mesurer la tension artérielle)
Subcutaneous	Sous-cutané(e)
Temperature	Température *n. f.*
To administer	Administrer
To allow	Permettre
To answer/reply	Répondre
To apply	Appliquer
To arrange/tidy (up)	Ranger
To ask for	Réclamer
To assure	Assurer

To be a good listener	Savoir écouter
To be available/free	Être disponible
To be blind	Être aveugle
To be deaf	Être sourd(e)
To be independent	Être autonome
To be on a diet	Suivre un régime alimentaire
To brush one's teeth	Se laver les dents
To carry out	Effectuer/réaliser
To change	Changer
To check	Vérifier
To clip/cut	Tondre
To come in/enter	Entrer
To diagnose	Faire un diagnostic/diagnostiquer
To disinfect	Désinfecter
To distribute/give out	Distribuer
To fall asleep	S'endormir
To follow	Suivre
To get undressed	Se déshabiller
To get up	Se lever
To go to bed	Se coucher
To have one's ears pierced	Se faire percer les oreilles
To help	Aider
To know	Connaître
To listen	Écouter
To live alone	Vivre seul(e)
To make the bed	Refaire le lit
To make/do	Faire
To organise	Organiser
To participate	Participer
To plan	Prévoir
To prepare	Préparer
To put	Mettre
To put down/in	Poser
To reassure	Rassurer

To receive	Recevoir
To respect	Respecter
To resuscitate	Réanimer
To send	Envoyer
To settle in an armchair	S'installer dans un fauteuil
To shave	Raser
To sleep	Dormir
To strip the bed	Défaire le lit
To take	Prendre
To take or feel somebody's pulse	Prendre ou tâter le pouls de quelqu'un
To touch	Toucher
To use	Utiliser
To wake up	Se réveiller
To walk	Marcher
To wash	Se laver
To watch over	Veiller sur
To wear dentures	Porter un dentier
To welcome	Accueillir
Toilet bag	Trousse *n. f.* de toilette
Toothbrush	Brosse *n. f.* à dents
Toothpaste	Dentifrice *n. m.*
Towel	Serviette *n. f.*
Underpants	Slip *n. m.*
Wedding ring	Alliance *n. f.*
Wig	Perruque *n. f.*

EXPRESSIONS UTILES / *USEFUL EXPRESSIONS*

Je suis allergique à...	I am allergic to...
J'ai une intolérance à...	I have an intolerance to...
Je suis asthmatique.	I am asthmatic.
J'ai été hospitalisé(e) pour une bronchite.	I was admitted to hospital with bronchitis.

Je suis diabétique, insulino-dépendant(e)/non insulino-dépendant(e)	I am an insulin/non-insulin-dependent diabetic.
Je souffre d'hypertension (tension artérielle élevée)/d'hypotension (tension artérielle basse).	I suffer from hypertension (high blood pressure)/hypotension (low blood pressure).
J'ai des problèmes cardiaques.	I have cardiac problems.
J'ai de la fièvre.	I have a high temperature.
J'ai eu une intoxication alimentaire il y a un mois.	I had food poisoning one month ago.
J'ai de la diarrhée.	I have diarrhoea.
J'ai été opéré(e) de la thyroïde.	I had an operation on my thyroid.
Je ne prends aucun médicament.	I am not taking any medication.
J'ai oublié d'apporter mes échographies abdominales.	I forgot to bring my abdominal scans.
Suivez-vous un régime particulier ?	Are you on a special diet ?
Quelle est votre profession ?	What is your profession ?
Quel est votre poids ?	How much do you weigh ?
Quelle est votre taille ?	How tall are you ?
Portez-vous des lunettes/des lentilles de contact ?	Do you wear glasses (spectacles)/contact lenses ?
Puis-je me servir de votre téléphone, s'il vous plaît ?	May I use your telephone, please ?
Je suis désolé(e), j'ai cassé un verre.	I am sorry, I broke a glass.
La télévision est en panne.	The television is out of order.
Vous avez oublié de me donner la télécommande.	You forgot to give me the remote control.
Le coffre-fort ne fonctionne pas.	The safe does not work.
Puis-je avoir une couverture, s'il vous plaît ?	May I have a blanket, please ?
Le drap est mouillé/sale.	The sheet is damp/dirty.
La veilleuse ne marche pas. L'ampoule est grillée.	The night light does not work. The bulb has blown.
Je n'arrive pas à ouvrir la fenêtre. Elle est bloquée.	I cannot open the window. It is jammed.

Le chauffage/la climatisation ne marche pas.	The heating/air conditioning is not working.
La manivelle du volet est cassée.	The handle of the shutter is broken.
Pouvez-vous me montrer comment faire marcher la douche, s'il vous plaît ?	Can you show me how the shower works, please ?
Il n'y a pas d'eau chaude.	There is no hot water.
Il faut laisser couler l'eau pendant quelques minutes pour avoir de l'eau chaude.	You must let the water run for a few minutes to have hot water.
Il n'y a pas de bonde pour le lavabo.	There is no plug for the washbasin.
La chasse d'eau ne marche pas.	The flush is not working.
Le réservoir de la chasse d'eau fuit.	The cistern is leaking.
Les toilettes sont bloquées.	The toilet is blocked.
Il n'y a plus de papier hygiénique.	There is no toilet paper left.
Je voudrais un lit près de la fenêtre/la porte, s'il vous plaît.	I would like a bed near the window/the door, please.
J'aimerais changer de chambre. Il y a trop de bruit ici.	I would like to change rooms. There is too much noise here.
Il est interdit de fumer dans la chambre.	Smoking is forbidden in the room.
Quelles sont les heures de visite ?	What are the visiting hours ?
À quelle heure le médecin fait-il la visite ?	What time is the doctor's round ?
Y a-t-il un endroit où mettre à jour ma carte Vitale ?	Is there a place where I can update my health insurance card ?
Où se trouve... ?	Where is... ?
À quelle heure servez-vous le petit déjeuner ?	What time is breakfast served ?
Voulez-vous que je vous réveille demain matin ?	Would you like me to wake you up tomorrow morning ?

- **Un patient revient du bloc opératoire.**
  A patient returns from the operating theatre.

L'infirmière : Votre intervention est teminée. Vous êtes de retour dans votre chambre. Je vais prendre votre tension artérielle et votre température.

Le patient : J'ai mal. Pourrais-je avoir un calmant, s'il vous plaît ?

L'infirmière : Je vais vous mettre un calmant tout de suite. Cela vous soulagera.

Le patient : Merci. Combien de temps serai-je sous perfusion ?

L'infirmière : Jusqu'à 17 h [dix-sept heures].

Le patient : J'ai soif. Est-ce que je peux boire, s'il vous plaît ?

L'infirmière : Pas pour le moment. Il faut attendre quatre heures. Je vais vous donner des compresses humides pour vous humecter la bouche.

L'infirmière : Je vais regarder le pansement. Il est propre.

4 [quatre] heures plus tard

Le patient : J'ai envie d'uriner. Est-ce que je peux me lever ?

L'infirmière : Oui. Je vais vous aider. Asseyez-vous au bord du lit un instant. Avez-vous la tête qui tourne ?

Le patient : Non. Je me sens bien.

L'infirmière : Vous pouvez manger maintenant si vous voulez. Je passerai vous voir tout à l'heure.

Nurse : Your operation is over. You are back in your room. I am going to take your blood pressure and temperature.

Patient : I have pain. Could I have a painkiller, please ?

Nurse : I will give you a painkiller right away. That will ease the pain.

Patient : Thank you. How long will I have to be on the drip ?

Nurse : Until 5 [five] p.m.

Patient : I am thirsty. May I have a drink, please ?

Nurse : Not for the moment. You have to wait four hours. I will give you damp swabs to moisten your mouth.

Nurse : I am going to look at the dressing. It is clean.

4 [four] hours later

Patient : I want to urinate/pass urine. May I get up ?

Nurse : Yes. I will help you. Sit on the side of the bed for a moment. Do you feel dizzy ?

Patient : No. I feel fine.

Nurse : You can eat now if you wish. I will come to see you later.

VOCABULAIRE / *VOCABULARY*

Agrafe *n. f.*	Clip
Antalgique *n. m.*	Analgesic
Antiémétique	Antiemetic
Arrêt *n. m.* cardiaque/respiratoire	Cardiac/respiratory arrest
Avoir des nausées	To be nauseated
Avoir la langue chargée	To have a furred tongue
Avoir les lèvres gercées	To have chapped lips
Avoir un globe vésical	To have a palpable bladder
Avoir une tension artérielle labile	To have a labile blood pressure
Bande *n. f.*	Bandage
Barboteur *n. m.* : appareil *n. m.* où barbote un gaz, (par exemple, oxygène) à travers un liquide	Recipient containing a liquid through which a gas (for example, oxygen) is passed
Barrière *n. f.* de lit	Cotside
Bassin *n. m.*	Bedpan
Bassine *n. f.*	Bowl/basin
Bocal *n. m.* /poche *n. f.* nasogastrique	Nasogastric bottle/bag
Bradycardie *n. f.*	Bradycardia
Calmant *n. m.*	Painkiller
Cannes *f. pl.* anglaises/béquilles *f. pl.*	Crutches
Cerceau *n. m.* /arceau *n. m.*	Bed cradle
Chaise *n. f.* percée	Commode
Cicatrice *n. f.*	Scar
Cyanose *n. f.*	Cyanosis
Cyanosé(e)	Cyanotic/cyanosed
Drain *n. m.* de Redon	Redivac®
Drain *n. m.* thoracique	Chest drain
Électrode *n. f.*	Electrode
Être dans le coma	To be in a coma
Être en rétention urinaire	To be in urinary retention
Être essoufflé(e)	To be breathless

Faire une hémorragie	To have a haemorrhage
Fil *n. m.*	Suture/stitch
Frissons *m. pl.*	Rigors
Haricot *n. m.*	Kidney dish
Injecter	To inject
Lunettes *f. pl.* à oxygène	Nasal canulae (for administration of oxygen)
Machine *n. f.* à aspiration	Suction machine
Œdème *n. m.*	Oedema
Oxygène *n. m.*	Oxygen
Oxymètre *n. m.*	Oxymeter
Pansement *n. m.*	Dressing
Perdre connaissance	To lose consciousness
Perfusion *n. f.* /goutte à goutte *n. m.*	Intravenous infusion/drip
Piqûre *n. f.*	Injection
Pistolet *n. m.* /urinal *n. m.*	Urinal
Plaie *n. f.*	Wound
Poche *n. f.* urinaire	Urine bag
Reprendre connaissance	To regain consciousness
Saigner	To bleed
Scope *n. m.*	Monitor
Se lever	To get up
Sondage *n. m.* aller-retour	In-out catheterisation
Sonde *n. f.* aller-retour	In-out catheter
Sonde *n. f.* nasogastrique	Nasogastric tube
Sonde *n. f.* urinaire	Urinary catheter
Tachycardie *n. f.*	Tachycardia
Thermomètre *n. m.*	Thermometer
Tomber du lit	To fall out of bed
Toux *n. f.* sèche/productive	Dry/productive cough
Transfusion *n. f.* sanguine	Blood transfusion
Transpirer	To perspire/sweat
Tuyau *n. m.* à aspiration	Suction tube

VOCABULARY / VOCABULAIRE

Analgesic	Antalgique *n. m.*
Antiemetic	Antiémétique *n. m.*
Bandage	Bande *n. f.*
Bed cradle	Cerceau *n. m.* /arceau *n. m.*
Bedpan	Bassin *n. m.*
Blood transfusion	Transfusion *n. f.* sanguine
Bowl/basin	Bassine *n. f.*
Bradycardia	Bradycardie *n. f.*
Cardiac/respiratory arrest	Arrêt *n. m.* cardiaque/respiratoire
Chest drain	Drain *n. m.* thoracique
Clip	Agrafe *n. f.*
Commode	Chaise *n. f.* percée
Cotside	Barrière *n. f.* de lit
Crutches	Cannes *f. pl.* anglaises/béquilles *f. pl.*
Cyanosis	Cyanose *n. f.*
Cyanotic/cyanosed	Cyanosé(e)
Dressing	Pansement *n. m.*
Dry/productive cough	Toux *n. f.* sèche/productive
Electrode	Électrode *n. f.*
Injection	Piqûre *n. f.*
In-out catheter	Sonde *n. f.* aller-retour
In-out catheterisation	Sondage *n. m.* aller-retour
Intravenous infusion/drip	Perfusion *n. f.* /goutte à goutte *n. m.*
Kidney dish	Haricot *n. m.*
Monitor	Scope *n. m.*
Nasal canulae (for administration of oxygen)	Lunettes *f. pl.* à oxygène
Nasogastric bottle/bag	Bocal *n. m.* /poche *n. f.* nasogastrique
Nasogastric tube	Sonde *n. f.* nasogastrique
Oedema	Œdème *n. m.*
Oxygen	Oxygène *n. m.*

Oxymeter	Oxymètre *n. m.*
Painkiller	Calmant *n. m.*
Recipient containing a liquid through which a gas (for example, oxygen) is passed	Barboteur *n. m.* : appareil *n. m.* où barbote un gaz, (par exemple, oxygène) à travers un liquide
Redivac®	Drain *n. m.* de Redon
Rigors	Frissons *m. pl.*
Scar	Cicatrice *n. f.*
Suction machine	Machine *n. f.* à aspiration
Suction tube	Tuyau *n. m.* à aspiration
Suture/stitch	Fil *n. m.*
Tachycardia	Tachycardie *n. f.*
Thermometer	Thermomètre *n. m.*
To be breathless	Être essoufflé(e)
To be in a coma	Être dans le coma
To be in urinary retention	Être en rétention urinaire
To be nauseated	Avoir des nausées
To bleed	Saigner
To fall out of bed	Tomber du lit
To get up	Se lever
To have a furred tongue	Avoir la langue chargée
To have a haemorrhage	Faire une hémorragie
To have a labile blood pressure	Avoir une tension artérielle labile
To have a palpable bladder	Avoir un globe vésical
To have chapped lips	Avoir les lèvres gercées
To inject	Injecter
To lose consciousness	Perdre connaissance
To perspire/sweat	Transpirer
To regain consciousness	Reprendre connaissance
Urinal	Pistolet *n. m.* /urinal *n. m.*
Urinary catheter	Sonde *n. f.* urinaire
Urine bag	Poche *n. f.* urinaire
Wound	Plaie *n. f.*

EXPRESSIONS UTILES / *USEFUL EXPRESSIONS*

Je ne me sens pas bien.	I do not feel well.
Je me sens mieux.	I feel better.
Je transpire beaucoup.	I am sweating a lot.
Je saigne.	I am bleeding.
J'ai la tête qui tourne.	I feel dizzy.
J'ai mal à la tête.	I have a headache.
J'ai mal au ventre.	I have pain in my stomach.
J'ai mal au genou.	I have pain in my knee.
J'ai de la fièvre.	I have a high temperature.
J'ai envie de vomir.	I feel sick.
J'ai des nausées.	I have bouts of nausea.
J'ai vomi tout ce que j'ai mangé.	I vomited everything I ate.
Je vais vous donner un antiémétique.	I will give you an antiemetic.
J'ai besoin d'un calmant.	I need a painkiller.
Avez-vous mal ?	Are you in pain ?
Je vais vous donner un calmant.	I am going to give you a painkiller.
Cela va faire baisser la température.	That will bring down your temperature.
La perfusion est presque terminée.	The drip is nearly finished.
Je vais regarder votre pansement.	I am going to look at your dressing.
Le pansement est propre/sec/taché/trempé.	The dressing is clean/dry/stained/saturated.
La citatrice est propre/suintante/inflammatoire/béante.	The wound is clean/oozing/inflamed/gaping.
Je vais vous changer votre pansement.	I am going to change your dressing.
Avez-vous envie d'uriner ?	Do you want to pass urine ?
Puis-je avoir le bassin/le pistolet, s'il vous plaît ?	May I have the bedpan/urinal, please ?
Quand est-ce que je peux boire/manger ?	When can I drink/eat ?
Est-ce que je peux me lever ?	May I get up ?

Est-ce que je peux téléphoner à ma famille ?

May I phone my family ?

Quand est-ce que je peux sortir ?

When can I go out ?

- **Un patient rentre chez lui.**
  A patient goes home.

L'infirmière : Avez-vous mal ?

Nurse : Are you in pain ?

Le patient : Oui, mais c'est supportable. Je ne veux pas de calmant.

Patient : Yes, but it is bearable. I do not want a painkiller.

L'infirmière : Avez-vous uriné ?

Nurse : Have you passed urine ?

Le patient : Oui.

Patient : Yes.

L'infirmière : Vous pouvez partir à 18 h [dix-huit heures]. Y a-t-il quelqu'un qui peut vous accompagner ?

Nurse : You can go home at 6 [six] p.m. Is there someone to accompany you ?

Le patient : Ma femme. Elle sera en retard parce qu'elle finit son travail à 17 h 30 [dix-sept heures trente].

Patient : My wife. She will be late because she finishes work at 5:30 [five thirty] p.m.

L'infirmière : Cela ne fait rien.

Nurse : It does not matter.

Le patient : J'aurai besoin d'une ordonnance pour des calmants.

Patient : I will need a prescription for painkillers.

L'infirmière : Le médecin l'a déjà faite. Il va passer vous voir avant la sortie.

Nurse : The doctor has already written it. He will come to see you before you go home.

L'infirmière : Avez-vous besoin d'un arrêt de travail ?

Nurse : Do you need a doctor's certificate ?

Le patient : Non, je suis actuellement en vacances.

Patient : No, I am on holiday at the moment.

L'infirmière : Je vous rends vos papiers (carte de groupe sanguin, résultats des bilans sanguins, électrocardiogramme, radiographie).

Nurse : I am giving you back your papers (blood group card, blood test results, electrocardiogram, X-ray).

Le patient : Merci. Pourrais-je avoir un exemplaire du compte rendu opératoire ?

Patient : Could I have a copy of the operation report ?

L'infirmière : Le médecin vous enverra un exemplaire dès qu'il l'aura.

Nurse : The doctor will send you a copy as soon as he has it.

Le patient : Est-il nécessaire de changer mon pansement avant de partir ?	**Patient :** Does the dressing have to be changed before going home ?
L'infirmière : Non, il est propre. Il faut revenir dans une semaine pour l'ablation des fils.	**Nurse :** No, it is clean. You must come back in one week's time to have the stitches removed.
Le patient : Je vais demander à mon médecin traitant de les retirer car j'habite loin et ma femme travaille.	**Patient :** I will ask my doctor to remove them as I live a long way away and my wife works.
L'infirmière : Vous pouvez en profiter pour lui demander une ordonnance pour des séances de kinésithérapie.	**Nurse :** You can ask him at the same time for a prescription for some physiotherapy sessions.
Le patient : Est-ce que le chirurgien va lui envoyer un exemplaire du compte rendu opératoire ?	**Patient :** Will the surgeon send him a copy of the operation report ?
L'infirmière : Oui, bien sûr.	**Nurse :** Yes, of course.
L'infirmière : Je vais retirer la perfusion et mettre un petit pansement. Vous pouvez rester dans votre chambre jusqu'à ce que votre femme arrive.	**Nurse :** I am going to take out the drip and put on a little dressing. You can stay in your room until your wife arrives.
L'infirmière : Avez-vous d'autres questions ?	**Nurse :** Any other questions ?
Le patient : Non. Merci pour votre gentillesse.	**Patient :** No. Thank you for your kindness.
L'infirmière : Je vous en prie.	**Nurse :** You are welcome.

VOCABULAIRE / *VOCABULARY*

Accident *n. m.* du travail	Industrial injury/accident
Accompagner	To accompany
Arrêt *n. m.* de travail	Sick leave
Bon *n. m.* de commande de transport	Transport form
Certificat *n. m.* de décès	Death certificate
Certificat *n. m.* médical	Medical/doctor's certificate
Commander un taxi/une ambulance	To order a taxi/an ambulance

Comme prévu	As planned/according to plan
Communiquer	To communicate
Décéder	To die
Décès *n. m.* inopiné	Unexpected death
Être indemnisé(e)	To be compensated for
Fiche *n. f.* de sortie	Discharge slip
Hospitalisation *n. f.* à domicile (HAD)	Home (medical) care
Maison *n. f.* de convalescence	Convalescent home
Maison *n. f.* de repos	Retirement home
Ordonnance *n. f.*	Prescription
Partir	To leave
Payer	To pay
Prévoir	To plan
Rapatriement *n. m.*	Repatriation
Rapatrier un corps	To send a body back home
Régler	To settle
Rendez-vous *n. m.* de consultation	Consultation appointment
S'en aller	To go (away)
Signer sa décharge	To discharge oneself (from hospital)
Sortie *n. f.*	Discharge
Sortir	To go out
Sortir de l'hôpital	To come out of hospital
Transférer	To transfer

VOCABULARY / VOCABULAIRE

As planned/according to plan	Comme prévu
Consultation appointment	Rendez-vous *n. m.* de consultation
Convalescent home	Maison *n. f.* de convalescence
Death certificate	Certificat *n. m.* de décès
Discharge	Sortie *n. f.*
Discharge slip	Fiche *n. f.* de sortie
Home (medical) care	Hospitalisation *n. f.* à domicile (HAD)
Industrial injury/accident	Accident *n. m.* du travail
Medical/doctor's certificate	Certificat *n. m.* médical
Prescription	Ordonnance *n. f.*
Repatriation	Rapatriement *n. m.*
Retirement home	Maison *n. f.* de repos
Sick leave	Arrêt *n. m.* de travail
To accompany	Accompagner
To be compensated for	Être indemnisé(e)
To come out of hospital	Sortir de l'hôpital
To communicate	Communiquer
To die	Décéder
To discharge oneself (from hospital)	Signer sa décharge
To go (away)	S'en aller
To go out	Sortir
To leave	Partir
To order a taxi/an ambulance	Commander un taxi/une ambulance
To pay	Payer
To plan	Prévoir
To send a body back home	Rapatrier un corps
To settle	Régler
To transfer	Transférer
Transport form	Bon *n. m.* de commande de transport
Unexpected death	Décès *n. m.* inopiné

EXPRESSIONS UTILES / *USEFUL EXPRESSIONS*

À quelle heure dois-je quitter la chambre ?	What time do I have to leave the room ?
Je voudrais rester une journée de plus parce que je suis seul(e) à la maison.	I would like to stay an extra day because I am alone at home.
Je veux faire une réclamation.	I want to make a complaint.
On m'a volé mes papiers d'identité/mon sac à main/mon portefeuille.	My identity papers/handbag/wallet have (has) been stolen.
Le médecin lui a interdit de sortir.	The doctor forbade him to go out.
Le médecin lui a permis de sortir.	The doctor allowed him to go out.
Transmettez mes remerciements à vos collègues.	Please thank your colleagues.
Le médecin vous fera une ordonnance pour des antalgiques/des anticoagulants.	The doctor will write a prescription for painkillers/anticoagulants.
Vous avez un rendez-vous avec le Docteur... pour le... /dans un mois.	You have an appointment with Doctor... on the... /in one month's time.
Avez-vous besoin d'un taxi/d'une ambulance ?	Do you need a taxi/an ambulance ?
Il faut revenir dans trois jours pour l'ablation des fils.	You have to come back in three days' time to have the stitches removed.
Il faut passer à la caisse avant de partir afin de régulariser votre facture.	You have to go to the cashier before going home to sort out your bill.
Comment allez-vous régler ?	How are you going to pay ?
Acceptez-vous cette carte de crédit ?	Do you accept this credit card ?
On lui a rendu tous ses médicaments ainsi que ses papiers (carte de groupe sanguin, radiographies, échographies, résultats des bilans sanguins).	All his medications and papers were given back to him (blood group card, X-rays, scans, blood test results).

8. **Un dentiste reçoit un patient qui se présente pour la première fois.**
A dentist sees a patient for the first time.

Dentiste : Bonjour. Comment vous appelez-vous ?	**Dentist :** Good morning. What is your name ?
Patient : Je m'appelle Monsieur Witte. Je viens pour un contrôle.	**Patient :** My name is Mr Witte. I have come for a checkup.
Dentiste : Enlevez votre veste, je vous prie, et asseyez-vous dans le fauteuil.	**Dentist :** Please remove your jacket and sit in the chair.
Dentiste : Quelle est votre date de naissance ?	**Dentist :** What is your date of birth ?
Patient : Le 1er juin 1958 [premier juin mille neuf cent cinquante-huit].	**Patient :** 1 [the first of] June 1958 [nineteen fifty-eight].
Dentiste : Quelle est votre adresse ?	**Dentist :** What is your address ?
Patient : 12 [douze], rue Lépine, 75001 [soixante-quinze zéro zéro un] Paris.	**Patient :** 12 [twelve] rue Lépine, 75001 [seven five zero zero one] Paris.
Dentiste : Faites-vous des allergies ?	**Dentist :** Have you any allergies ?
Patient : Non.	**Patient :** No.
Dentiste : Avez-vous des problèmes de santé ?	**Dentist :** Have you any health problems ?
Patient : Non.	**Patient :** No.
Dentiste : Fumez-vous ?	**Dentist :** Do you smoke ?
Patient : Non.	**Patient :** No.
Dentiste : De quand date votre dernière visite chez le dentiste ?	**Dentist :** When was your last dental checkup ?
Patient : Il y a dix-huit mois. Je vivais au Canada à l'époque. On m'a fait un détartrage.	**Patient :** Eighteen months ago. I was living in Canada at the time. I had my teeth cleaned.
Dentiste : Vos gencives saignent facilement au brossage ou quand vous utilisez un fil dentaire ?	**Dentist :** Do your gums bleed easily on brushing or when you use dental floss ?
Patient : Uniquement quand j'utilise un fil dentaire.	**Patient :** Only when I use dental floss.
Dentiste : Je vais juste examiner vos dents. Ouvrez la bouche.	**Dentist :** I am just going to examine your teeth. Open your mouth.

Dentiste : Vous avez beaucoup de tartre. Je vais vous faire un détartrage et polir vos dents.	**Dentist :** You have a lot of plaque. I am going to remove it and polish your teeth.
Patient : Quand dois-je revenir vous voir ?	**Patient :** When do I have to come back to see you ?
Dentiste : Dans six mois.	**Dentist :** In six months' time.
Patient : Bien. Merci.	**Patient :** All right. Thank you.

VOCABULAIRE / *VOCABULARY*

Abcès *n. m.*	Abscess
Allergie *n. f.*	Allergy
Alvéole *n. f.* dentaire	Alveolus/tooth socket
Amalgame *n. m.*	Amalgam
Analgésie *n. f.*	Analgesia
Anémie *n. f.*	Anaemia
Anesthésie *n. f.* : générale/locale	Anaesthetic : general/local
Antibiotique *n. m.*	Antibiotic
Anticoagulant *n. m.*	Anticoagulant
Aphte *n. m.*	Aphtha
Appareil *n. m.* orthodontique	Braces
Avoir des dents *f. pl.* absentes/cariées/enclavées/cassées	To have missing/decayed/impacted/broken teeth
Avoir mal aux dents *f. pl.*	To have toothache
Bain *n. m.* de bouche	Mouthwash
Biopsie *n. f.*	Biopsy
Bridge *n. m.* (prothèse *n. f.* fixe)	Bridge (fixed prosthesis)
Brosse *n. f.* à dents électrique/manuelle	Toothbrush : electric/manual
Bulle *n. f.*	Blister
Canine *n. f.*	Eye tooth
Carie *n. f.*	Caries/tooth decay
Cavité *n. f.* (pulpaire)	Cavity (pulp)
Cicatrice *n. f.*	Scar

Ciment *n. m.*	Cement
Couronne *n. f.*	Crown
Cure-dent *n. m.*	Toothpick
Déchaussement *n. m.* des dents	Loosening of teeth
Dent *n. f.* définitive/de sagesse/temporaire (de lait)	Tooth : permanent (second)/wisdom/temporary (milk)
Dentier *n. m.*	Denture
Dentifrice *n. m.*	Toothpaste
Dentine *n. f.*	Dentine
Dents *f. pl.* supérieures (maxillaires)/inférieures (mandibulaires)	Teeth : upper (maxillary)/lower (mandibular)
Détartrage *n. m.*	Descaling
Édenté(e)	Toothless
Émail *n. m.*	Enamel
Empreinte *n. f.*	Impression
Extraction *n. f.* dentaire	Dental extraction
Fil *n. m.* dentaire	Dental floss
Fistule *n. f.*	Fistula
Fraise *n. f.*	Drill
Gencives *f. pl.* : fuyantes	Gums : receding
Gingivite *n. f.*	Gingivitis
Glossite *n. f.*	Glossitis
Halitose *n. f.*	Halitosis
Herpès *n. m.* labial	Herpes labialis
Incisive *n. f.* supérieure/inférieure	Incisor : upper/lower
Infection *n. f.*	Infection
Inflammation *n. f.*	Inflammation
Kyste *n. m.*	Cyst
Lèvres *f. pl.*	Lips
Molaires *f. pl.*	Molars
Nerf *n. m.*	Nerve
Névralgie *n. f.* faciale	Facial neuralgia
Obturation *n. f.* canalaire	Root canal filling

Odontalgie *n. f.* (algie dentaire)	Odontalgia (toothache)
Œdème *n. m.*	Oedema
Palais *n. m.* dur/mou	Palate : hard/soft
Paralysie *n. f.* faciale	Facial paralysis
Plaie *n. f.*	Wound
Plombage *n. m.*	Filling
Poudre *n. f.* dentifrice	Tooth powder
Prémolaires *f. pl.*	Premolars
Pulpe *n. f.*	Pulp
Pulpectomie *n. f.*	Pulpectomy
Pulpite *n. f.*	Pulpitis
Racine *n. f.*	Root
Sinusite *n. f.*	Sinusitis
Soins *m. pl.* dentaires	Dental treatment
Stomatite *n. f.*	Stomatitis
Tablier *n. m.* de plomb	Lead apron
Traumatisme *n. m.* maxillo-facial	Maxillo-facial injury
Ulcération *n. f.*	Ulceration
Ulcère *n. m.*	Ulcer

VOCABULARY / VOCABULAIRE

Abscess	Abcès *n. m.*
Allergy	Allergie *n. f.*
Alveolus/tooth socket	Alvéole *n. f.* dentaire
Amalgam	Amalgame *n. m.*
Anaemia	Anémie *n. f.*
Anaesthetic : general/local	Anesthésie *n. f.* : générale/locale
Analgesia	Analgésie *n. f.*
Antibiotic	Antibiotique *n. m.*
Anticoagulant	Anticoagulant *n. m.*
Aphtha	Aphte *n. m.*
Biopsy	Biopsie *n. f.*

Blister	Bulle *n. f.*
Braces	Appareil *n. m.* orthodontique
Bridge (fixed prosthesis)	Bridge (prothèse *n. f.* fixe)
Caries/tooth decay	Carie *n. f.*
Cavity (pulp)	Cavité *n. f.* (pulpaire)
Cement	Ciment *n. m.*
Crown	Couronne *n. f.*
Cyst	Kyste *n. m.*
Dental extraction	Extraction *n. f.* dentaire
Dental floss	Fil *n. m.* dentaire
Dental treatment	Soins *m. pl.* dentaires
Dentine	Dentine *n. f.*
Denture	Dentier *n. m.*
Descaling	Détartrage *n. m.*
Drill	Fraise *n. f.*
Enamel	Émail *n. m.*
Eye tooth	Canine *n. f.*
Facial neuralgia	Névralgie *n. f.* faciale
Facial paralysis	Paralysie *n. f.* faciale
Filling	Plombage *n. m.*
Fistula	Fistule *n. f.*
Gingivitis	Gingivite *n. f.*
Gums : receding	Gencives *f. pl.* : fuyantes
Halitosis	Halitose *n. f.*
Herpes labialis	Herpès *n. m.* labial
Impression	Empreinte *n. f.*
Incisor : upper/lower	Incisive *n. f.* : supérieure/inférieure
Infection	Infection *n. f.*
Inflammation	Inflammation *n. f.*
Lead apron	Tablier *n. m.* de plomb
Lips	Lèvres *f. pl.*
Loosening of teeth	Déchaussement *n. m.* des dents
Maxillo-facial injury	Traumatisme *n. m.* maxillo-facial

Molars	Molaires *f. pl.*
Mouthwash	Bain *n. m.* de bouche
Nerve	Nerf *n. m.*
Odontalgia (toothache)	Odontalgie *n. f.* (algie dentaire)
Oedema	Œdème *n. m.*
Palate : hard/soft	Palais *n. m.* : dur/mou
Premolars	Prémolaires *f. pl.*
Pulp	Pulpe *n. f.*
Pulpectomy	Pulpectomie *n. f.*
Pulpitis	Pulpite *n. f.*
Root	Racine *n. f.*
Root canal filling	Obturation *n. f.* canalaire
Scar	Cicatrice *n. f.*
Sinusitis	Sinusite *n. f.*
Stomatitis	Stomatite *n. f.*
Teeth : upper (maxillary)/lower (mandibular)	Dents *f. pl.* : supérieures (maxillaires)/inférieures (mandibulaires)
To have missing/decayed/ impacted /broken teeth	Avoir des dents *f. pl.* absentes/cariées enclavées/cassées
To have toothache	Avoir mal aux dents
Tooth powder	Poudre *n. f.* dentifrice
Tooth : permanent (second)/wisdom/temporary (milk)	Dent *n. f.* : définitive/de sagesse/temporaire (de lait)
Toothbrush : electric/manual	Brosse *n. f.* à dents électrique/manuelle
Toothless	Édenté(e)
Toothpaste	Dentifrice *n. m.*
Toothpick	Cure-dent *n. m.*
Ulcer	Ulcère *n. m.*
Ulceration	Ulcération *n. f.*
Wound	Plaie *n. f.*

EXPRESSIONS UTILES / *USEFUL EXPRESSIONS*

Quel est votre poids ?/Combien pesez-vous ?	What is your weight ?/How much do you weigh ?
Quelle est votre profession ?	What is your occupation ?
Quelle est la personne à prévenir ?	Who is your next of kin ?
Avez-vous des enfants ? Combien ? Sont-ils en bonne santé ?	Have you children ? How many ? Are they in good health ?
Qui est votre médecin traitant ?	Who is your general practitioner ?
De quand date votre dernière visite chez le dentiste ?	When was your last dental checkup ?
Êtes-vous allergique à des médicaments ? Lesquels ?	Are you allergic to any medicines ? Which ones ?
Avez-vous déjà pris de la Pénicilline® ?	Have you ever taken Penicillin® ?
Prenez-vous actuellement des stéroïdes/des anticoagulants ?	Are you taking steroids/anticoagulants at the moment ?
Prenez-vous d'autre médicaments ? Lesquels ?	Are you taking any other medicines ? Which ones ?
Souffrez-vous d'asthme/de diabète/d'épilepsie ? Depuis quand ?	Do you suffer from asthma/diabetes/epilepsy ? Since when ?
Avez-vous des problèmes de thyroïde/de sinus ?	Have you thyroid/sinus problems ?
Fumez-vous ? Si oui : combien de cigarettes par jour ?	Do you smoke ? If yes : how many cigarettes a day ?
Avez-vous déjà eu une mycose buccale/des ulcères/des saignements des gencives/des tumeurs salivaires ?	Have you ever had oral thrush/ulcers/bleeding from the gums/salivary tumours ?
Avez-vous une sécheresse de la bouche ?	Have you dryness of the mouth ?
Avez-vous eu récemment un lifting/des injections de silicone ?	Have you had a face lift/silicon injections recently ?
Êtes-vous enceinte ? De combien de mois ?	Are you pregnant ? How many months ?

Avez-vous reçu une transfusion sanguine ? Pour quelle raison ? Quand ?	Have you had a blood transfusion ? For what reason ? When ?
Avez-vous de la fièvre ?	Have you a high temperature ?
Avez-vous mal ?	Have you pain ?/Does it hurt ?
Où avez-vous mal ?	Where is the pain ?/Where does it hurt ?
La douleur est-elle aggravée par le froid/la chaleur/la mastication ?	Is the pain made worse by cold/heat/chewing ?
Avez-vous les dents sensibles ?	Have you sensitive teeth ?
Combien de fois par jour vous brossez-vous les dents ?	How many times a day do you brush your teeth ?
Quelle sorte de brosse à dents utilisez-vous ?	What type of toothbrush do you use ?
Portez-vous un dentier ?	Do you wear dentures/false teeth ?
Votre dentier est-il bien adapté ? Si non : voulez-vous le changer ?	Are your dentures/false teeth fitting correctly ? If no : would you like to change them ?
Penchez la tête en arrière/en avant/à droite/à gauche.	Lean your head back/forward/to the right/left.
Je vais vous montrer comment utiliser le fil dentaire et vous brosser correctement les dents. Ouvrez la bouche. Tenez la glace.	I am going to show you how to floss and brush your teeth correctly. Open your mouth. Hold the mirror.
Je vais faire une radiographie de vos dents.	I am going to X-ray your teeth.
Passez ce tablier de plomb.	Put on this lead apron.
Tenez le film avec votre doigt.	Hold the film with your finger.
Je vais vous injecter une anesthésie locale. Ouvrez grand la bouche.	I am going to inject a local anaesthetic. Open your mouth wide.
Je dois faire un plombage/une obturation canalaire/arracher une dent.	I have to do a filling/root canal treatment/remove/extract a tooth.
Vous avez des dents de sagesse enclavées/une hypertrophie des gencives/un abcès.	You have impacted wisdom teeth/hypertrophy of the gums/an abscess.

8. **DIALOGUE**

Je vais vous mettre quelques fils/une mèche.	I am going to put in a few stitches/a pack (plug).
J'enlève les fils.	I am taking out/removing the stitches.
Prévenez-moi si je vous fais mal.	Let me know if I am hurting you.
Éviter des boissons très chaudes ou froides pendant... heures après le traitement.	Avoid very hot or cold drinks for... hours after the treatment.
Serrez les dents.	Clinch your teeth.
Rincez-vous la bouche et crachez.	Rinse your mouth and spit it out.
Si vous avez des douleurs ou des hémorragies, revenez me voir.	If you have pain or bleeding, come back to see me.
Ma secréraire vous donnera un rendez-vous.	My secretary will give you an appointment.

9. Madame Sandre s'inquiète pour sa fille qui va subir une césarienne sous anesthésie péridurale.
Mrs Sandre is worried about her daughter who is going to undergo a Caesarean section under epidural anaesthetic.

Madame Sandre : Qu'est-ce que c'est, une anesthésie péridurale ?

Mrs Sandre : What is an epidural anaesthetic ?

Le médecin : C'est une anesthésie loco-régionale obtenue en injectant un produit anesthésique dans l'espace épidural. Les nerfs de la partie du corps à opérer sont anesthésiés. Elle est fréquemment utilisée lors de l'accouchement.

Doctor : It is a regional anaesthetic produced by injection of an anaesthetic agent into the epidural space. The nerves supplying the part of the body to be operated on are anaesthetised. It is used frequently during delivery.

Madame Sandre : Quels sont les risques ?

Mrs Sandre : What are the risks ?

Le médecin : Tout anesthésie comporte un risque même si le geste est effectué avec compétence. Il y a plusieurs complications qui peuvent survenir mais les plus courantes sont des maux de tête, des douleurs au niveau de la ponction et des démangeaisons passagères lors de l'utilisation de la morphine ou de ses dérivés. Parfois une paralysie transitoire de la vessie peut nécessiter la pose temporaire d'une sonde urinaire.

Doctor : Every anaesthetic carries a risk even when performed in a competent manner. Several complications can arise, the most common being headaches, pain at the injection site and transient itching during the use of morphine or its derivatives. Sometimes transient paralysis of the bladder requires the insertion of a temporary urinary catheter.

Madame Sandre : Combien de temps va-t-elle rester en salle d'accouchement après l'intervention ?

Mrs Sandre : How long will she stay in the labour ward after the operation ?

Le médecin : Si tout se passe bien, elle restera deux heures. Puis elle sera transférée en suite des couches où elle sera surveillée régulièrement par une sage-femme ou une infirmière. Ne vous inquiétez pas, votre fille sera bien soignée.

Doctor : If everything goes all right, she will stay two hours. Then she will be transferred to the postnatal ward where she will be checked frequently by a midwife or a nurse. Do not worry, your daughter will be well looked after.

VOCABULAIRE / *VOCABULARY*

Ablation *n. f.*	Removal
Accouchement *n. m.*	Childbirth/delivery
Accoucher	To have a baby
Agrafe *n. f.*	Clip
Aiguille *n. f.*	Needle
Albuminurie *n. f.*	Albuminuria
Allergie *n. f.*	Allergy
Anesthésie *n. f.* /locale/générale/péridurale	Local/general/epidural anaesthetic
Anesthésier	To anaesthetise
Antécédents *m. pl.*	Past history/antecedents
Anticorps *m. pl.* irréguliers	Irregular antibodies
Badigeonnage *n. m.*	Painting
Badigeonner	To paint
Bijoux *m. pl.*	Jewellery
Bouchon *n. m.* muqueux	Show
Canule *n. f.* intraveineuse	Intravenous cannula
Céphalées *f. pl.*	Headaches
Césarienne *n. f.* programmée	Elective Caesarean (section)
Cicatrice *n. f.*	Scar
Coagulation *n. f.* intravasculaire disséminée	Disseminated intravascular coagulation
Cœur *n. m.* fœtal	Foetal heart
Col *n. m.* de l'utérus	Cervix
Coma *n. m.*	Coma
Compresse *n. f.*	Swab
Contraction *n. f.*	Contraction
Convulsion *n. f.*	Convulsion
Déclencher	To induce
Démangeaisons *f. pl.*	Itching
Démanger	To itch
Diabète *n. m.* gestationnel	Gestational diabetes
Dilatation *n. f.*	Dilatation

Dilater	To dilate
Doigtier *n. m.*	Fingerstall
Douleur *n. f.*	Pain
Eau *n. f.*	Water
Échographie *n. f.*	Scan (ultrasound)
Éclampsie *n. f.*	Eclampsia
Écoulement *n. m.*	Discharge
Épisiotomie *n. f.*	Episiotomy
Être en travail	To be in labour
Fil *n. m.*	Stitch
Forceps *n. m.* (une paire de)	Forceps
Gant *n. m.*	Glove
Gestation *n. f.*	Gestation
Glycémie *n. f.*	Glycaemia
Grossesse *n. f.*	Pregnancy
Grossesse *n. f.* gémellaire	Twin pregnancy
Groupe *n. m.* sanguin	Blood group
Hémorragie *n. f.*	Haemorrhage
Hémostase *n. f.*	Haemostasis
Hormone *n. f.*	Hormone
Hydramnios *n. m.*	Hydramnios
Hypertension *n. f.*	Hypertension
Hypotension *n. f.*	Hypotension
Infection *n. f.*	Infection
Injecter	To inject
Injection *n. f.* /piqûre *n. f.*	Injection
Insuffisance *n. f.* placentaire	Placental insufficiency
Intervention *n. f.*	Operation
Intubée	Intubated
Intuber	To intubate
Iode *n. m.*	Iodine
Liquide *n. m.* amniotique	Amniotic fluid
Liquide *n. m.* amniotique teinté	Meconium-stained amniotic fluid (liquor)

9. DIALOGUE

Lochies *f. pl.*	Lochia
Malformation *n. f.*	Malformation
Méconium *n. m.*	Meconium
Monitoring *n. m.*	Monitoring
Mort *n. f.* du fœtus *in utero*	Death of the foetus *in utero*
Nausée *n. f.*	Nausea
Nauséeux, - euse	Nauseous
Nettoyer	To clean
Œdème *n. m.*	Oedema
Oligoamnios *n. m.*	Oligoamnios/oligohydramnios
Oxygène *n. m.*	Oxygen
Perforation *n. f.*	Perforation
Placenta *n. m.* prævia	Placenta praevia
Poche *n. f.* des eaux	Amniotic sac
Pouls *n. m.*	Pulse
Pré-éclampsie *n. f.*	Pre-eclampsia
Présentation *n. f.* : céphalique, la face, le front, le siège, transverse	Presentation : cephalic, face, brow, breech, transverse
Procidence *n. f.* du cordon	Prolapse of the umbilical cord
Rachianesthésie *n. f.*	Spinal anaesthetic
Respiration *n. f.*	Respiration/breathing
Rétention *n. f.* placentaire	Retention of placenta
Risque *n. m.*	Risk
Saignement *n. m.*	Bleeding
Saigner	To bleed
Saturation *n. f.* en oxygène	Oxygen saturation
Seringue *n. f.*	Syringe
Serviette *n. f.* hygiénique	Sanitary towel
Sondage *n. m.*	Catheterisation
Sonde *n. f.* à intubation endotrachéale	Endotracheal tube
Sonde *n. f.* urinaire	Urinary catheter
Sonder	To catheterise
Souffrance *n. f.* fœtale	Foetal distress

Soulager	To relieve
Stagnation *n. f.* de la dilatation	Failure to dilate
Température *n. f.*	Temperature
Tension *n. f.* artérielle	Blood pressure
Toucher *n. m.* vaginal/rectal	Vaginal/rectal examination
Toxémie *n. f.* gravidique	Toxaemia of pregnancy
Toxoplasmose *n. f.*	Toxoplasmosis
Tube *n. m.*	Tube
Utérus *n. m.*	Uterus
Utérus *n. m.* atonique/contracté/cicatriciel	Uterus : atonic/contracted/cicatricial
Ventilation *n. f.* assistée/artificielle	Assisted/artificial ventilation
Ventiler	To ventilate
Vessie *n. f.*	Bladder
Vomir	To vomit
Vomissement *n. m.*	Vomiting

VOCABULARY / VOCABULAIRE

Albuminuria	Albuminurie *n. f.*
Allergy	Allergie *n. f.*
Amniotic fluid	Liquide *n. f.* amniotique
Amniotic sac	Poche *n. f.* des eaux
Assisted/artificial ventilation	Ventilation *n. f.* assistée/artificielle
Bladder	Vessie *n. f.*
Bleeding	Saignement *n. m.*
Blood group	Groupe *n. m.* sanguin
Blood pressure	Tension *n. f.* artérielle
Catheterisation	Sondage *n. m.*
Cervix	Col *n. m.* de l'utérus
Childbirth/delivery	Accouchement *n. m.*
Clip	Agrafe *n. f.*

Coma	Coma *n. m.*
Contraction	Contraction *n. f.*
Convulsion	Convulsion *n. f.*
Death of the foetus *in utero*	Mort *n. f.* du fœtus *in utéro*
Dilatation	Dilatation *n. f.*
Discharge	Écoulement *n. m.*
Disseminated intravascular coagulation	Coagulation *n. f.* intravasculaire disséminée
Eclampsia	Éclampsie *n. f.*
Elective Caesarean (section)	Césarienne *n. f.* programmée
Endotracheal tube	Sonde *n. f.* à intubation trachéale
Episiotomy	Épisiotomie *n. f.*
Failure to dilate	Stagnation *n. f.* de la dilatation
Fingerstall	Doigtier *n. m.*
Foetal distress	Souffrance *n. f.* fœtale
Foetal heart	Cœur fœtal
Forceps	Forceps *n. m.* (une paire de)
Gestation	Gestation *n. f.*
Gestational diabetes	Diabète *n. m.* gestationnel
Glove	Gant *n. m.*
Glycaemia	Glycémie *n. f.*
Haemorrhage	Hémorragie *n. f.*
Haemostasis	Hémostase *n. f.*
Headaches	Céphalées *f. pl.*
Hormone	Hormone *n. f.*
Hydramnios	Hydramnios *n. m.*
Hypertension	Hypertension *n. f.*
Hypotension	Hypotension *n. f.*
Infection	Infection *n. f.*
Injection	Injection *n. f.* /piqûre *n. f.*
Intravenous cannula	Canule *n. f.* intraveineuse
Intubated	Intubée
Iodine	Iode *n. m.*
Irregular antibodies	Anticorps *m. pl.* irréguliers

Itching	Démangeaisons *f. pl.*
Local/general/epidural anaesthetic	Anesthésie *n. f.* /locale/générale/péridurale
Lochia	Lochies *f. pl.*
Malformation	Malformation *n. f.*
Meconium	Méconium *n. m.*
Meconium-stained amniotic fluid (liquor)	Liquide *n. m.* amniotique teinté
Monitoring	Monitoring *n. m.*
Nausea	Nausée *n. f.*
Nauseous	Nauséeux,- euse
Needle	Aiguille *n. f.*
Oedema	Œdème *n. m.*
Oligoamnios/oligohydramnios	Oligoamnios *n. m.*
Operation	Intervention *n. f.*
Oxygen	Oxygène *n. m.*
Oxygen saturation	Saturation *n. f.* en oxygène
Pain	Douleur *n. f.*
Painting	Badigeonnage *n. m.*
Past history/antecedents	Antécédents *m. pl.*
Perforation	Perforation *n. f.*
Placenta praevia	Placenta *n. m.* prævia
Placental insufficiency	Insuffisance *n. f.* placentaire
Pre-eclampsia	Pré-éclampsie *n. f.*
Pregnancy	Grossesse *n. f.*
Presentation : cephalic, face, brow, breech, transverse	Présentation *n. f.* : céphalique, la face, le front, le siège, transverse
Prolapse of the umbilical cord	Procidence *n. f.* du cordon
Pulse	Pouls *n. m.*
Removal	Ablation *n. f.*
Respiration/breathing	Respiration *n. f.*
Retention of placenta	Rétention *n. f.* placentaire
Risk	Risque *n. m.*
Sanitary towel	Serviette *n. f.* hygiénique

Scan (ultrasound)	Échographie *n. f.*
Scar	Cicatrice *n. f.*
Show	Bouchon *n. m.* muqueux
Spinal anaesthetic	Rachianesthésie *n. f.*
Stitch	Fil *n. m.*
Swab	Compresse *n. f.*
Syringe	Seringue *n. f.*
Temperature	Température *n. f.*
To anaesthetise	Anesthésier
To be in labour	Être en travail
To bleed	Saigner
To catheterise	Sonder
To clean	Nettoyer
To dilate	Dilater
To have a baby	Accoucher
To induce	Déclencher
To inject	Injecter
To intubate	Intuber
To itch	Démanger
To paint	Badigeonner
To relieve	Soulager
To ventilate	Ventiler
To vomit	Vomir
Toxaemia of pregnancy	Toxémie *n. f.* gravidique
Toxoplasmosis	Toxoplasmose *n. f.*
Tube	Tube *n. m.*
Twin pregnancy	Grossesse *n. f.* gémellaire
Urinary catheter	Sonde *n. f.* urinaire
Uterus	Utérus *n. m.*
Uterus : atonic/contracted/cicatricial	Utérus *n. m.* /atonique/contracté/cicatriciel
Vaginal/rectal examination	Toucher *n. m.* vaginal/rectal
Vomiting	Vomissement *n. m.*
Water	Eau *n. f.*

EXPRESSIONS UTILES / *USEFUL EXPRESSIONS*

Elle a grossi de 12 kilos pendant sa grossesse.	She put on 12 kilos during her pregnancy.
Elle a un utérus cicatriciel.	She has a cicatricial uterus.
La poche des eaux s'est rompue à 38 semaines.	The membranes ruptured at 38 weeks.
La tête est engagée.	The head is engaged.
Le col est effacé.	The cervix is taken up.
Elle se plaint de contractions utérines douloureuses.	She complains of painful uterine contractions.
La césarienne est programmée pour...	The Caesarean (section) is scheduled for...
Elle a eu une césarienne pour souffrance fœtale.	She had a Caesarean (section) for foetal distress.
Elle a fait une hémorragie du post-partum.	She had a postpartum haemorrhage.
Elle a une perfusion en cours avec 10 unités de Syntocinon®.	She has an intravenous infusion (a drip) in progress with 10 units of Syntocinon®.

10. Une conversation téléphonique entre une maman et le médecin généraliste de son fils, 10 ans.

A telephone conversation between a mother and her 10-year-old son's general practitioner.

Maman : Bonjour Docteur. Je suis au service des urgences avec mon fils, Adrian.	**Mother :** Good morning Doctor. I am in the casualty department with my son, Adrian.
Médecin : Bonjour Madame. Qu'est ce que lui est arrivé ?	**Doctor :** Good morning. What happened to him ?
Maman : Il s'est fait piqué par une abeille ce matin. J'ai dû l'amener à l'hôpital parce qu'il se plaignait de picotements au niveau des lèvres.	**Mother :** He was stung by a bee this morning. I had to take him to hospital because he was complaining of tingling around the lips.
Médecin : Vous avez bien fait.	**Doctor :** You did the right thing.
Maman : On l'a mis sous perfusion. Il sera hospitalisé pendant 24 h [vingt-quatre heures]. Le médecin m'a dit que sa vie n'est pas en danger.	**Mother :** He has been put on a drip. He will stay in hospital for 24 [twenty-four] hours. The doctor said his life was not in danger.
Médecin : Bien. Où a-t-il été piqué ?	**Doctor :** Good. Where was he stung ?
Maman : À la joue droite et au menton.	**Mother :** On the right cheek and the chin.
Médecin : Avez-vous signalé au médecin que votre fils a de l'asthme ?	**Doctor :** Have you told the doctor that your son has asthma ?
Maman : Oui, bien sûr.	**Mother :** Yes, of course.
Médecin : Parfait. J'appellerai mon collègue tout à l'heure pour avoir des nouvelles d'Adrian. Merci de m'avoir appelé.	**Doctor :** Fine. I will phone my colleague later to find out how Adrian is getting on. Thank you for calling.

VOCABULAIRE / *VOCABULARY*

Abeille *n. f.*	Bee
Adrénaline *n. f.*	Adrenalin
Aérosol *n. m.*	Aerosol
Aiguille *n. f.*	Needle

Aiguillon *n. f.* /dard *n. m.*	Sting
Alcool *n. m.*	Alcohol
Allergène *n. m.*	Allergen
Allergie *n. f.*	Allergy
Allergologue *n. m.* / *n. f.*	Allergist
Analgésie *n. f.*	Analgesia
Antibiotique *n. m.*	Antibiotic
Anticorps *n. m.*	Antibody
Antigène *n. m.*	Antigen
Antihistaminique *n. m.*	Antihistamine
Arrêt *n. m.* cardiaque	Cardiac arrest
Arrêt *n. m.* respiratoire	Respiratory arrest
Asphyxie *n. f.*	Asphyxia
Asthme *n. m.*	Asthma
Avoir la tête qui tourne	To feel dizzy
Bicarbonate *n. m.* de soude	Sodium bicarbonate
Bouche *n. f.*	Mouth
Bronche *n. f.*	Bronchus
Brucelles *f. pl.*	Tweezers
Brûler	To burn
Brûlure *n. f.*	Burn
Choc *n. m.* anaphylactique	Anaphylactic shock
Collapsus *n. m.* cardio-vasculaire	Circulatory collapse
Compresse *n. f.*	Swab
Comprimé *n. m.*	Tablet
Comprimer	To compress
Convulser	To convulse
Convulsion *n. f.*	Convulsion
Corticoïde *n. m.*	Corticoid
Corticothérapie *n. f.*	Corticoid therapy
Crème *n. f.*	Cream
Cyanose *n. f.*	Cyanosis
Cyanosé(e)	Cyanosed/cyanotic
Déglutition *n. f.*	Deglutition/swallowing

Démangeaison *n. f.*	Itch
Démanger	To itch
Désensibilisation *n. f.*	Desensitisation
Désensibiliser	To desensitise
Désinfecter	To disinfect
Détruire	To destroy
Dilaté(e)	Dilated
Dilater	To dilate
Douleur *n. f.*	Pain
Dyspnée *n. f.*	Dyspnoea
Eau *n. f.*	Water
Eczéma *n. m.*	Eczema
Enflé(e)	Swollen
Enfler	To swell/ become swollen
Engourdi(e)	Numb
Engourdissement	Numbness
Entraîner	To lead to
Éruption *n. f.*	Rash
Essayer	To try
Être allergique à	To be allergic to
Extraire	To extract
Face *n. f.* /visage *n. m.*	Face
Fièvre *n. f.*	Fever
Fourmi *n. f.*	Ant
Fourmillements *m. pl.* / picotements *m. pl.*	Pins and needles
Garrot *n. m.*	Tourniquet
Glaçon *n. m.*	Ice cube
Glotte *n. f.*	Glottis
Gluconate *n. m.* de calcium	Calcium gluconate
Gonflé(e)	Swollen/puffy
Gonflement *n. m.*	Swelling
Gonfler	To swell up
Gorge *n. f.*	Throat

Guêpe *n. f.*	Wasp
Hypertension *n. f.*	Hypertension
Hypotension *n. f.*	Hypotension
Inflammation *n. f.*	Inflammation
Injecter	To inject
Insecte *n. m.*	Insect
Intramusculaire	Intramuscular
Intraveineux, - euse	Intravenous
Iode *n. m.*	Iodine
Irritation *n. f.*	Irritation/soreness
Laver	To wash
Localisé(e)	Localised
Mal *n. m.* de tête	Headache
Malade	Sick
Médicament *n. m.*	Drug
Méduse *n. f.*	Jellyfish
Mordre	To bite
Morsure *n. f.*	Bite
Mort *n. f.*	Death
Mourir	To die
Myalgie *n. f.*	Myalgia
Nausées *f. pl.*	Nausea
Nettoyer	To clean
Neutraliser	To neutralise
Obstrué(e)	Obstructed
Obstruer	To obstruct
Œdème *n. m.*	Oedema
Ordonnance *n. f.*	Prescription
Ôter/enlever	Remove
Oxygène *n. m.*	Oxygen
Pâle	Pale
Pâleur *n. f.*	Pallor
Pansement *n. m.*	Dressing
Par voie orale	Orally

Perfusion *n. f.* /goutte-à-goutte *n. m.*	Intravenous infusion/drip
Pharynx *n. m.*	Pharynx
Piquer	To sting
Piqûre *n. f.* /injection *n. f.*	Injection
Piqûre *n. f.* d'insecte	Insect bite
Plaie *n. f.*	Wound/sore
Poison *n. m.*	Poison
Pommade *n. f.*	Ointment
Propre	Clean
Rappel *n. m.* (vaccination)	Booster
Réaction *n. f.* cutanée	Skin reaction
Résorber	To resorb
Respiration *n. f.*	Breathing/breath
Respiration *n. f.* artificielle	Artificial respiration
Respirer	To breathe
Rougeur *n. f.*	Redness
Saigner	To bleed
Salle *n. f.* des urgences	Emergency ward
Sang *n. m.*	Blood
Se rétablir	To recover
Sec, sèche	Dry
Sécher	To dry
Sensibilité *n. f.*	Sensitivity
Seringue *n. f.*	Syringe
Service *n. m.* de réanimation	Intensive care unit
Services *m. pl.* d'urgence	Emergency services
Siège *n. m.* de piqûre	Sting site
Solution *n. f.*	Solution
Soulager	To relieve
Sous-cutané(e)	Subcutaneous
Spasme *n. m.*	Spasm
Température *n. f.*	Temperature
Tétanie *n. f.*	Tetany

Toxine *n. f.*	Toxin
Toxique	Toxic
Trachéostomie *n. f.*	Tracheostomy
Trachéotomie *n. f.*	Tracheotomy
Trousse *n. f.* d'urgence	First-aid kit
Urgence *n. f.*	Emergency
Urgent	Urgent
Urine *n. f.*	Urine
Urticaire *n. f.*	Nettlerash
Venimeux, - euse	Venomous/poisonous
Venin *n. m.*	Venom/poison
Ventilateur *n. m.*	Ventilator
Ventiler	To ventilate
Vertiges *m. pl.*	Dizziness
Vinaigre *n. m.*	Vinegar
Vomir	To vomit

VOCABULARY / VOCABULAIRE

Adrenalin	Adrénaline *n. f.*
Aerosol	Aérosol *n. m.*
Alcohol	Alcool *n. m.*
Allergen	Allergène *n. m.*
Allergist	Allergologue *n. m.* / *n. f.*
Allergy	Allergie *n. f.*
Analgesia	Analgésie *n. f.*
Anaphylactic shock	Choc *n. m.* anaphylactique
Ant	Fourmi *n. f.*
Antibiotic	Antibiotique *n. m.*
Antibody	Anticorps *n. m.*
Antigen	Antigène *n. m.*
Antihistamine	Antihistaminique *n. m.*
Artificial respiration	Respiration *n. f.* artificielle

Asphyxia	Asphyxie *n. f.*
Asthma	Asthme *n. m.*
Bee	Abeille *n. f.*
Bite	Morsure *n. f.*
Blood	Sang *n. m.*
Booster	Rappel *n. m.* (vaccination)
Breathing/breath	Respiration *n. f.*
Bronchus	Bronche *n. f.*
Burn	Brûlure *n. f.*
Calcium gluconate	Gluconate *n. m.* de calcium
Cardiac arrest	Arrêt *n. m.* cardiaque
Circulatory collapse	Collapsus *n. m.* cardio-vasculaire
Clean	Propre
Convulsion	Convulsion *n. f.*
Corticoid	Corticoïde *n. m.*
Corticoid therapy	Corticothérapie *n. f.*
Cream	Crème *n. f.*
Cyanosed/cyanotic	Cyanosé(e)
Cyanosis	Cyanose *n. f.*
Deglutition/swallowing	Déglutition *n. f.*
Desensitisation	Désensibilisation *n. f.*
Dilated	Dilaté(e)
Dizziness	Vertiges *m. pl.*
Dressing	Pansement *n. m.*
Drug	Médicament *n. m.*
Dry	Sec, sèche
Dyspnoea	Dyspnée *n. f.*
Eczema	Eczéma *n. m.*
Emengency services	Services *m. pl.* d'ugence
Emergency	Urgence *n. f.*
Emergency ward	Salle *n. f.* des urgences
Face	Face *n. f.* /visage *n. m.*
Fever	Fièvre *n. f.*
First-aid kit	Trousse *n. f.* d'urgence

Glottis	Glotte *n. f.*
Headache	Mal *n. m.* de tête
Hypertension	Hypertension *n. f.*
Hypotension	Hypotension *n. f.*
Ice cube	Glaçon *n. m.*
Inflammation	Inflammation *n. f.*
Injection	Piqûre *n. f.* /injection *n. f.*
Insect	Insecte *n. m.*
Insect bite	Piqûre *n. f.* d'insecte
Intensive care unit	Service *n. m.* de réanimation
Intramuscular	Intramusculaire
Intravenous	Intraveineux,- euse
Intravenous infusion/drip	Perfusion *n. f.* /goutte-à-goutte *n. m.*
Iodine	Iode *n. m.*
Irritation/soreness	Irritation *n. f.*
Itch	Démangeaison *n. f.*
Jellyfish	Méduse *n. f.*
Localised	Localisé(e)
Mouth	Bouche *n. f.*
Myalgia	Myalgie *n. f.*
Nausea	Nausées *f. pl.*
Needle	Aiguille *n. f.*
Nettlerash	Urticaire *n. f.*
Numb	Engourdi(e)
Numbness	Engourdissement
Obstructed	Obstrué(e)
Oedema	Œdème *n. m.*
Ointment	Pommade *n. f.*
Orally	Par voie orale
Oxygen	Oxygène *n. m.*
Pain	Douleur *n. f.*
Pale	Pâle
Pallor	Pâleur *n. f.*

Pharynx	Pharynx *n. m.*
Pins and needles	Fourmillements *m. pl.* /picotements *m. pl.*
Poison	Poison *n. m.*
Prescription	Ordonnance *n. f.*
Quincke's oedema	Œdème *n. m.* de Quincke
Rash	Éruption *n. f.*
Redness	Rougeur *n. f.*
Remove	Ôter/enlever
Respiratory arrest	Arrêt *n. m.* respiratoire
Sensitivity	Sensibilité *n. f.*
Sick	Malade
Skin reaction	Réaction *n. f.* cutanée
Sodium bicarbonate	Bicarbonate *n. m.* de soude
Solution	Solution *n. f.*
Spasm	Spasme *n. m.*
Sting	Aiguillon *n. m.* /dard *n. m.*
Sting site	Siège *n. m.* de piqûre
Subcutaneous	Sous-cutané(e)
Swab	Compresse *n. f.*
Swelling	Gonflement *n. m.*
Swollen/puffy	Gonflé(e)
Syringe	Seringue *n. f.*
Tablet	Comprimé *n. m.*
Temperature	Température *n. f.*
Tetany	Tétanie *n. f.*
Throat	Gorge *n. f.*
To be allergic to	Être allergique à
To bite	Mordre
To bleed	Saigner
To breathe	Respirer
To burn	Brûler
To clean	Nettoyer
To compress	Comprimer

To convulse	Convulser
To desensitise	Désensibiliser
To destroy	Détruire
To die	Mourir
To dilate	Dilater
To disinfect	Désinfecter
To dry	Sécher
To extract	Extraire
To feel dizzy	Avoir la tête qui tourne
To inject	Injecter
To itch	Démanger
To lead to	Entraîner
To neutralise	Neutraliser
To obstruct	Obstruer
To recover	Se rétablir
To relieve	Soulager
To resorb	Résorber
To sting	Piquer
To swell (up)	Gonfler
To swell/become swollen	Enfler
To try	Essayer
To ventilate	Ventiler
To vomit	Vomir
To wash	Laver
Tourniquet	Garrot *n. m.*
Toxic	Toxique
Toxin	Toxine *n. f.*
Tracheostomy	Trachéostomie *n. f.*
Tracheotomy	Trachéotomie *n. f.*
Tweezers	Brucelles *f. pl.*
Urine	Urine *n. f.*
Venomous/poisonous	Venimeux, - euse
Venom/poison	Venin *n. m.*
Vinegar	Vinaigre *n. m.*

Wasp	Guêpe *n. f.*
Water	Eau *n. f.*
Wound/sore	Plaie *n. f.*

EXPRESSIONS UTILES / *USEFUL EXPRESSIONS*

Racontez-moi ce qui s'est passé.	Tell me what happened.
Combien pèse-t-il ?	How much does he weight ?
Fait-il des allergies ?	Is he allergic to anything ?
Souffre-t-il d'asthme/d'eczéma ?	Does he suffer from asthma/eczema ?
Il a du mal à respirer.	He has difficulty breathing.
Il a du mal à avaler.	He has difficulty swallowing.
Il a une tension artérielle basse/élevée.	He has a low/high blood pressure.
Ses vaccinations sont à jour.	His vaccinations are up to date.
Il se plaint de démangeaisons.	He complains of itching.
Il a fait un choc anaphylactique.	He had an anaphylactic shock.
Le pouls est rapide/lent/régulier/irrégulier/filiforme.	The pulse is rapid (fast)/slow/regular/irregular/thready.
La peau est rouge au niveau de la piqûre.	The skin is irritated around the sting site.
Il a une éruption au niveau de la poitrine.	He has a rash on his chest.

11. Une maman, de rhésus négatif, a donné naissance à un bébé, de rhésus positif.
A Rhesus negative mother has given birth to a Rhesus positive baby.

La maman : Avez-vous récupéré les résultats du bilan sanguin de mon fils ?	**Mother :** Have you got back the results of my son's blood test ?
La sage-femme : Je viens de les recevoir. Votre bébé est rhésus positif. Il faut que je vous fasse une injection d'anti-D[1]. C'est pour éviter des problèmes lors d'une grossesse ultérieure si le bébé est à nouveau rhésus positif.	**Midwife :** I have just received them. Your baby is Rhesus positive. I have to give you an injection of Anti-D. This is to prevent problems in any subsequent pregnancy should the baby be again Rhesus positive.
La maman : Qu'est-ce que c'est, l'anti-D ?	**Mother :** What is Anti-D ?
La sage-femme : C'est un médicament préparé à partir de sang humain qui fait disparaître les hématies fœtales de la circulation maternelle.	**Midwife :** It is a medication prepared from human blood which removes foetal red blood cells from the maternal circulation.
La maman : Est-ce que c'est fait en intramusculaire ?	**Mother :** Is it given intramuscularly ?
La sage-femme : Non, par voie intraveineuse.	**Midwife :** No, intravenously.
La maman : Est-ce que je peux continuer l'allaitement ?	**Mother :** Can I continue breastfeeding ?
La sage-femme : Bien sûr. Il n'y a pas de risque pour le bébé.	**Midwife :** Of course. There is no risk to the baby.
La maman : Quels sont les effets secondaires ?	**Mother :** What are the side effects ?

1. L'injection d'immunoglobuline humaine anti-D se fait dans les 72 heures suivant l'accouchement afin de prévenir l'allo-immunisation fœtomaternelle Rh D chez une femme Rh D négatif. L'absence d'immunisation sera vérifée après 6 mois par la recherche des anticorps anti-D Rh. / The injection of Anti-D human gamma globulin is given within 72 hours following delivery to prevent iso-immunisation of Rhesus negative women. The absence of immunisation is verified after 6 months by the absence of Anti-D antibodies.

11. DIALOGUE

La sage-femme : Les effets secondaires sont très rares mais comme tous les médicaments, l'anti-D peut en avoir. Vous pouvez faire une réaction allergique – une éruption sur la peau – ou avoir une sensation d'oppression thoracique. Si vous avez des démangeaisons ou du mal à respirer, prévenez-moi tout de suite.

Midwife : Like all drugs, Anti-D can have unpleasant side effects, although these are rare. You can have an allergic reaction – a skin rash – or a feeling of tightness in the chest. If your skin feels itchy or you have difficulty breathing, let me know immediately.

VOCABULAIRE / *VOCABULARY*

À conserver au réfrigérateur	To be kept in the refrigerator
Accouchement *n. m.*	Childbirth/delivery
Allo-immunisation *n. f.*	Iso-immunisation
Amniocentèse *n. f.*	Amniocentesis
Antécédents *m. pl.*	Past history/antecedents
Anticorps *n. m.*	Antibody
Antigène *n. m.*	Antigen
Bilan *n. m.* sanguin	Blood test
Bilirubine *n. f.*	Bilirubin
Complication *n. f.*	Complication
Contrôle *n. f.*	Check
Couleur *n. f.*	Colour
Couveuse *n. f.*	Incubator
Dose *n. f.*	Dose/dosage
Effectuer	To carry out
Efficace	Effective
Efficacité *n. f.*	Effectiveness
Entraîner	To lead to
Foie *n. m.*	Liver
Fréquence *n. f.* cardiaque	Heart rate
Groupe *n. m.* sanguin	Blood group
Hémoglobine *n. f.*	Haemoglobin

Hémolyse *n. f.*	Haemolysis
Hémostase *n. f.*	Haemostasis
Ictère *n. m.* nucléaire du nouveau-né	Kernicterus
Incompatibilité *n. f.*	Incompatibility
Injection *n. f.* /piqûre *n. f.*	Injection
Maladie *n. f.* hémolytique du nouveau-né	Haemolytic disease of the newborn
Naissance *n. f.*	Birth
Néonatal(e)	Neonatal
Photothérapie *n. f.*	Phototherapy
Pouls *n. m.*	Pulse
Prévention *n. f.*	Prevention
Prion *n. m.*	Prion
Prophylactique	Prophylactic
Prophylaxie *n. f.*	Prophylaxis
Rate *n. f.*	Spleen
Réaction *n. f.*	Reaction
Recherche *n. f.*	Detection
Rechercher	To look for
Respiration *n. f.*	Respiration/breathing
Saigner	To bleed
Sang *n. m.*	Blood
Selles *f. pl.*	Stools
Température *n. f.*	Temperature
Test *n. m.* de Coombs	Coomb's test
Transfusion *n. f.* sanguine	Blood transfusion
Urines *f. pl.*	Urine
Vaccination *n. f.*	Vaccination
Vacciner	To vaccinate
Vérifier	To check
Virus *n. m.*	Virus

VOCABULARY / VOCABULAIRE

Amniocentesis	Amniocentèse *n. f.*
Antibody	Anticorps *n. m.*
Antigen	Antigène *n. m.*
Bilirubin	Bilirubine *n. f.*
Birth	Naissance *n. f.*
Blood	Sang *n. m.*
Blood group	Groupe *n. m.* sanguin
Blood test	Bilan *n. m.* sanguin
Blood transfusion	Transfusion *n. f.* sanguine
Check	Contrôle *n. m.*
Childbirth/delivery	Accouchement *n. m.*
Colour	Couleur *n. f.*
Complication	Complication *n. f.*
Coomb's test	Test *n. m.* de Coombs
Detection	Recherche *n. f.*
Dose/dosage	Dose *n. f.*
Effective	Efficace
Effectiveness	Efficacité *n. f.*
Haemoglobin	Hémoglobine *n. f.*
Haemolysis	Hémolyse *n. f.*
Haemolytic disease of the newborn	Maladie *n. f.* hémolytique du nouveau-né
Haemostasis	Hémostase *n. f.*
Heart rate	Fréquence *n. f.* cardiaque
Incompatibility	Incompatibilité *n. f.*
Incubator	Couveuse *n. f.*
Injection	Injection *n. f.* /piqûre *n. f.*
Iso-immunisation	Allo-immunisation *n. f.*
Kernicterus	Ictère *n. m.* nucléaire du nouveau-né
Liver	Foie *n. m.*
Neonatal	Néonatal(e)
Past history/antecedents	Antécédents *m. pl.*

Phototherapy	Photothérapie *n. f.*
Prevention	Prévention *n. f.*
Prion	Prion *n. m.*
Prophylactic	Prophylactique
Prophylaxis	Prophylaxie *n. f.*
Pulse	Pouls *n. m.*
Reaction	Réaction *n. f.*
Respiration/breathing	Respiration *n. f.*
Spleen	Rate *n. f.*
Stools	Selles *f. pl.*
Temperature	Température *n. f.*
To be kept in the refrigerator	À conserver au réfrigérateur
To bleed	Saigner
To carry out	Effectuer
To check	Vérifier
To lead to	Entraîner
To look for	Rechercher
To vaccinate	Vacciner
Urine	Urines *f. pl.*
Vaccination	Vaccination *n. f.*
Virus	Virus *n. m.*

12. Une maman se renseigne sur les démarches à suivre concernant la déclaration de naissance de son fils/sa fille.

A mother inquires about what steps to take concerning the registration of the birth of her son/daughter.

La maman : Qu'est ce que je dois faire pour déclarer la naissance de mon fils/ma fille ?

Mother : What do I have to do to notify the birth of my son/daughter ?

La sage-femme : Vous avez soixante-douze [72] heures pour déclarer sa naissance (le dimanche ne compte pas). Il faut que le papa* aille à la mairie muni d'une photocopie de sa carte d'identité, du certificat de naissance et du livret de famille.

Midwife : You have seventy-two [72] hours to register his/her birth (Sunday does not count). The father of the baby must go to the town hall with a photocopy of his identity card (I. D.), the birth certificate and the family record book.

La maman : Nous n'avons pas encore choisi de prénom. Est-ce que nous pouvons attendre encore quelques jours ?

Mother : We have not chosen a name yet. Can we wait a few more days ?

La sage-femme : Non. Il faut choisir un prénom avant d'aller à la mairie. C'est obligatoire.

Midwife : No. You have to choose a name before going to the town hall. It is obligatory.

* • Toute personne ayant assisté à l'accouchement peut faire la déclaration. / Any person present at the delivery can register the birth.

• Si les parents ne sont pas mariés, le papa peut reconnaître l'enfant et lui donner son nom, soit avant la naissance (reconnaissance anticipée), soit au moment de la déclaration de naissance. / If the parents are not married, the father can acknowledge the child and give him his name, either before the birth or afterwards, at the moment of registration.

• Si l'enfant décède avant la déclaration de naissance, un acte de naissance et un acte de décès seront établis (par la mairie), en produisant un certificat médical attestant que l'enfant est né vivant et viable. Sinon, un acte d'enfant sans vie est établi. / If the child dies before the birth is registered, a birth and death certificate will be issued (by the town hall) on the production of a medical certificate stating that the child was born alive and viable. Otherwise, a stillbirth certificate is issued.

13. Une maman pose des questions sur la santé de son bébé.
A mother asks questions about her baby's health.

La maman : Pouvez-vous me dire pourquoi mon bébé a eu une prise de sang ce matin ?

La puéricultrice : Pour vérifier le taux de bilirubine dans le sang.

La maman : Qu'est-ce que c'est, la bilirubine* ?

La puéricultrice : C'est un pigment jaunâtre, provenant de la dégradation de l'hémoglobine des globules rouges. L'augmentation du taux de bilirubine dans le sang entraîne un ictère – une coloration jaune de la peau et des muqueuses due à un excès de destruction des globules rouges.

La maman : Quand aurez-vous les résultats ?

La puéricultrice : Cet après-midi.

La maman : Je devais sortir demain. Ce sera toujours possible ?

La puéricultrice : Cela dépend des résultats. S'ils sont normaux, vous pourrez sortir. S'ils ne le sont pas, le pédiatre commencera un traitement adapté aux besoins du bébé.

Mother : Can you tell me why my baby had a blood test this morning ?

Paediatric nurse : To check the level of bilirubin in the blood.

Mother : What is bilirubin ?

Paediatric nurse : It is a yellow pigment formed as a breakdown product of haemoglobin. An increase in the level of bilirubin in the blood produces jaundice – a yellow coloration of the skin and mucous membranes due to the excessive breakdown of red cells.

Mother : When will you have the results ?

Paediatric nurse : This afternoon.

Mother : I was to go home tommorow. Will it still be possible ?

Paediatric nurse : It depends on the results. If they are normal, you can go home. If they are not, the paediatrician will start a treatment adapted to the baby's needs.

* Un bébé naît avec un excès de globules rouges. Leur dégradation en bilirubine dans les premiers jours après la naissance en réduit le nombre. Parfois, le foie immature du bébé n'arrive pas à éliminer la bilirubine (la conséquence d'une insuffisance enzymatique) et le bébé devient ictérique. Chez le prématuré, cette insuffisance enzymatique est particulièrement nette. / A baby is born with an excess of red blood cells. The excess cells break down in the early days of life to reduce the red cell count. The bilirubin from these broken-down red cells is sometimes too much for the baby's immature liver to deal with, (the consequence of enzymatic insufficiency) and he becomes jaundiced. This enzymatic insufficiency is particularly marked in premature babies.

14. **Monsieur de Laval se renseigne sur la PCA (analgésie contrôlée par le patient).**
Mr de Laval finds out about the PCA (patient controlled analgesia).

Monsieur de Laval : Qu'est-ce que c'est, la PCA ?	**Mr de Laval :** What is the PCA ?
L'anesthésiste : C'est une technique que le patient lui-même peut utiliser, à l'aide d'un appareil, pour contrôler sa douleur en fonction de ses besoins.	**Anaesthetist :** It is a technique which the patient himself can use, by means of a machine, to control his pain depending on his needs.
Monsieur de Laval : Comment faire marcher l'appareil ?	**Mr de Laval :** How does the machine work ?
L'anesthésiste : Dès que vous ressentez des douleurs, vous administrez vous-même la morphine en appuyant sur le bouton-poussoir.	**Anaesthetist :** As soon as you feel pain, you give yourself morphine by pressing on the push button.
Monsieur de Laval : Si j'appuie trop souvent sur le bouton-poussoir, y a-t-il un risque de surdosage ?	**Mr de Laval :** If I press too often on the push button, is there a danger of overdosage ?
L'anesthésiste : Non, il n'y a pas de danger. L'appareil est réglé par l'anesthésiste de façon à éviter tout surdosage. Le volume et la fréquence des doses injectées sont limités.	**Anaesthetist :** No, there is no danger. The machine is regulated by the anaesthetist so as to avoid overdosage. The volume and frequency of the doses are limited.
Monsieur de Laval : Comment être sûr que la dose correcte est administrée par l'appareil ?	**Mr de Laval :** How can one be sure that the correct dose is administered by the machine ?
L'anesthésiste : La dose administrée est affichée à l'écran. Si un problème se produisait (de l'air dans la tubulure, la canule intraveineuse bouchée), une alarme le signalerait immédiatement.	**Anaesthetist :** The dose administered shows up on the screen. Should there be a problem (air in the giving set, a blocked intravenous cannula), an alarm rings immediately.
Monsieur de Laval : Si la morphine ne soulage pas suffisamment la douleur... ?	**Mr de Laval :** What if the morphine does not control the pain adequately... ?

L'anesthésiste : Si votre douleur n'est pas suffisamment calmée, le médecin vous prescrira une autre analgésie (non morphinique). Cela ne vous empêche pas de continuer d'utiliser la morphine.

Monsieur de Laval : Y a-t-il un danger d'accoutumance ?

L'anesthésiste : Non, absolument pas.

Anaesthetist : If your pain is not controlled adequately, the doctor will prescribe another painkiller (not containing morphine). This does not stop you from continuing to use the morphine.

Mr de Laval : Is there a danger of addiction ?

Anaesthetist : No, absolutely not.

15. DIALOGUE

15. Une infirmière constate une erreur concernant l'identité d'une patiente.
A nurse notices a mistake concerning patient identity.

L'infirmière : J'ai reçu ce matin les résultats du bilan sanguin de Mademoiselle BUTIN *Claire*, née le 11 mars 1969 [onze mars mille neuf cent soixante-neuf]. Je viens juste de constater que les résultats reportés à la page 2 [deux], portent le nom de Mademoiselle BUTIN *Corinne*, née le 1er mars 1979 [premier mars mille neuf cent soixante-dix-neuf].

Nurse : I received this morning the blood results of Miss *Claire* BUTIN, born on 11 [the eleventh of] March 1969 [nineteen sixty-nine]. I have just noticed that the results carried over onto page 2 [two], are those of Miss *Corinne* BUTIN, born on 1 [the first of] March 1979 [nineteen seventy-nine].

La laborantine : Un instant, s'il vous plaît.

Laboratory assistant : One moment, please.

Cinq minutes plus tard

Five minutes later

La laborantine : J'ai fait une erreur, je suis désolée.

Laboratory assistant : I made a mistake, I am sorry.

L'infirmière : Pouvez-vous m'envoyer les résultats dès que possible, s'il vous plaît ? Le médecin commence sa visite dans quelques minutes.

Nurse : Can you send me the results as soon as possible, please. The doctor starts his round in a few minutes.

La laborantine : Je vous les envoie tout de suite.

Laboratory assistant : I will send them to you straight away.

L'infirmière : Merci.

Nurse : Thank you.

16. Une élève infirmière se renseigne sur la conduite à tenir lors d'un accident avec exposition au sang ou aux produits sanguins.
A student nurse wishes to find out what course of action to take when accidently exposed to blood or blood products.

L'élève : Qu'est-ce qu'on doit faire lorsqu'on se pique avec une aiguille souillée ?

Une collègue : Il faut laver à l'eau et au savon antiseptique puis rincer abondamment et désinfecter la plaie par immersion avec du Dakin® ou de l'alcool à 70 % [soixante-dix pour cent]. Le temps de contact doit être de cinq minutes minimum.

L'élève : Faut-il prévenir le médecin de garde ?

Une collègue : Oui. Il évaluera le risque infectieux en fonction du statut sérologique du patient.

L'élève : Faut-il faire une prise de sang au patient ?

Une collègue : Le patient ainsi que la victime doivent se faire faire des examens biologiques : NFS[1], VIH[2], sérologie hépatite B, sérologie hépatite C (les enzymes hépatiques[3] seront demandés en fonction des résultats). En cas de résultats positifs au VIH, le patient et la victime doivent commencer un traitement adapté immédiatement. Ils seront suivis par un médecin spécialiste le temps qu'il faudra. Si la victime est vaccinée contre l'hépatite B et qu'elle possède une trace écrite du résultat de ses anticorps, on considère qu'elle ne court aucun risque. Si le patient a l'hépatite C, la victime sera suivie par le médecin du travail tous les trois mois pendant six mois.

Student : What does one have to do when one pricks oneself with a dirty needle ?

Colleague : The wound should be washed with water and an antiseptic soap, rinsed thoroughly, then disinfected by soaking in Dakins® or alcohol 70 % [seventy per cent] for at least five minutes.

Student : Does the doctor on call have to be informed ?

Colleague : Yes. He will evaluate the risk of infection according to the patient's serology.

Student : Does the patient have to have a blood test ?

Colleague : Both the patient and the victim have to undergo biological tests : FBC, HIV, Hepatitis B, Hepatitis C (liver enzymes are done depending on results). If the HIV tests are positive, the patient and the victim start an appropriate treatment immediately. They are followed up by a specialist for as long as necessary. If the victim is vaccinated against Hepatitis B and has in his/her possession written proof of antibodies, he/she is not considered to be at risk. If the patient has Hepatitis C, the victim is followed up by the company doctor every three months for six months.

---

1. NFS : numération formule sanguine. / FBC : Full blood count.
2. VIH : virus de l'immunodéficience. / HIV : Human immunodeficiency virus.
3. Transaminase glutamo-oxaloacétique (TGO), Transaminase glutamo-pyruvique (TGP). / Transaminases : aspartate aminotransferase (AST), alanine aminotransferase (ALT).

16. DIALOGUE

L'élève : Faut-il obtenir le consentement du patient avant de lui faire un prélèvement sanguin ?

Une collègue : Oui. Il faut lui expliquer les raisons pour lesquelles il doit avoir une analyse de sang.

L'élève : Faut-il déclarer l'accident ?

Une collègue : On doit déclarer l'accident dans un délai de vingt-quatre [24] heures auprès de l'employeur. Ce dernier doit adresser dans un délai de quarante-huit [48] heures, une déclaration d'accident du travail au centre de Sécurité sociale auquel est rattachée la victime. Il doit aussi prévenir le médecin du travail.

Student : Does the patient have to consent to a blood test ?

Colleague : Yes. He must be told why he has to have a blood test.

Student : Does the injury (accident) have to be reported ?

Colleague : The injury (accident) must be reported to the employer within twenty-four [24] hours. The employer must report the injury (accident) to the victim's Social Security centre within forty-eight [48] hours. He must also inform the company doctor.

17. Monsieur White se renseigne sur les demarches à suivre pour le rapatriement en Angleterre de son oncle, décédé en France.

Mr White inquires about what steps to take in order to repatriate the body of his uncle, who has died in France, to England.

M. White : Pouvez-vous m'expliquer ce que je dois faire pour rapatrier le corps de mon oncle en Angleterre ?

Mr White : Can you tell me what I have to do to repatriate my uncle's body to England ?

L'infirmière : D'abord, il faut déclarer son décès à la mairie. Savez-vous où elle se trouve ?

Nurse : First of all, you have to notify the town hall of his death. Do you know where it is ?

M. White : Oui. Dois-je le faire aujourd'hui ?

Mr White : Yes. Do I have to do it today ?

L'infirmière : Pas obligatoirement, vous avez quarante-huit [48] heures. Il faut apporter le certificat de décès.

Nurse : Not necessarily, you have forty-eight [48] hours. You must bring the death certificate.

M. White : Pouvez-vous me donner le nom des pompes funèbres, s'il vous plaît ?

Mr White : Can you give me the name of the funeral director's, please ?

L'infirmière : Un instant, s'il vous plaît.

Nurse : One moment, please.

Dix minutes plus tard

Ten minutes later

L'infirmière : Voici l'adresse et le numéro de téléphone. Vous pouvez vous mettre en rapport avec eux cet après-midi. Ils vous aideront à choisir un cercueil.

Nurse : Here is the address and telephone number. You can contact them this afternoon. They will help you to choose a coffin.

M. White : Est-ce à moi de contacter la compagnie aérienne ?

Mr White : Do I have to contact the airline ?

L'infirmière : Non, les pompes funèbres vont organiser le vol. Il faut leur montrer le passeport de votre oncle (ou une carte d'identité) et communiquer votre numéro de téléphone, et le nom, adresse et le numéro de téléphone des pompes funèbres en Angleterre qui vont prendre le relais à l'aéroport. Ils doivent connaître l'adresse et le numéro de téléphone de la famille de votre oncle en Angleterre.

Nurse : No, the funeral director's will arrange the flight. You must show them your uncle's passport (or identity card) and give them your telephone number and the name, address and telephone number of the funeral director's in England who are going to take over at the airport. They will also need to know the address and telephone number of your uncle's family in England.

17. DIALOGUE

M. White : Il y aura un délai de combien de jours ?

L'infirmière : Je ne sais pas. C'est en fonction des vols. Il faut voir avec les pompes funèbres.

M. White : En attendant, que se passe-t-il ?

L'infirmière : Le corps sera transféré à la morgue où il restera jusqu'à la mise en bière par les pompes funèbres.

M. White : Sera-t-il possible d'avoir une cérémonie religieuse ?

L'infirmière : Bien sûr. Vous êtes de quelle religion ?

M. White : Je suis protestant.

L'infirmière : Vous pouvez l'organiser avec le pasteur. Je vais vous donner son numéro.

Mr White : How many days will it take ?

Nurse : I do not know. It depends on the flights. You will have to see with the funeral director's.

Mr White : In the meantime, what happens ?

Nurse : The body will be transferred to the morgue where it will remain until the funeral director's put it in the coffin.

Mr White : Will it be possible to have a religious ceremony ?

Nurse : Of course. What religion are you ?

Mr White : I am a protestant.

Nurse : You can arrange it with the pastor. I will give you his number.

18. Un homme se renseigne sur un patient par téléphone.
A man inquires about a patient by telephone.

L'homme : Je vous appelle pour avoir des nouvelles de Monsieur Charpentier.

Man : I am calling to inquire about Mr Charpentier.

L'infirmière : C'est de la part de qui ?

Nurse : Who is speaking ?

L'homme : Monsieur Lenoir.

Man : Mr Lenoir.

L'infirmière : Êtes-vous de la famille ?

Nurse : Are you a relative ?

L'homme : Non, je suis un ami.

Man : No, I am a friend.

L'infirmière : Je suis désolée, les informations médicales ne sont pas données par téléphone.

Nurse : I am sorry, medical information is not given over the telephone.

L'homme : Est-il possible de parler à un médecin ?

Man : Is it possible to speak to a doctor ?

L'infirmière : Le médecin qui s'occupe de Monsieur Charpentier est en réunion. Voulez-vous prendre un rendez-vous ?

Nurse : The doctor who is looking after Mr Charpentier is in a meeting. Would you like to make an appointment ?

L'homme : Je veux bien.

Man : Yes, please.

L'infirmière : Je vous donne le numéro de sa secrétaire. Un instant, s'il vous plaît.

Nurse : I will give you his secretary's number. One moment, please.

L'homme : Je vous remercie.

Man : Thank you.

19. Un médecin appelle son patient pour annuler son intervention.
A doctor telephones his patient to cancel his operation.

Le médecin : Bonjour Monsieur Lelong, c'est le Docteur Villiers à l'appareil. J'appelle pour vous dire que votre intervention prévue pour le... a été reportée au... en raison d'une grève des médecins.

Doctor : Good morning Mr Lelong, Doctor Villiers speaking. I am calling to tell you that your operation scheduled for the... has been postponed until the... because of a doctors' strike.

Monsieur Lelong : Bonjour Docteur. Merci de m'avoir prévenu.

Mr Lelong : Good morning Doctor. Thank you for letting me know.

Le médecin : Si cette date ne vous convient pas, veuillez contacter ma secrétaire dès que possible afin de convenir d'une nouvelle date.

Doctor : If this date does not suit you, please phone my secretary as soon as possible to arrange another date.

Monsieur Lelong : Quel est son numéro ?

Mr Lelong : What is her number ?

Le médecin : Avez-vous de quoi écrire ? C'est le...

Doctor : Have you a pen ? It is...

Monsieur Lelong : C'est noté. Merci.

Mr Lelong : I have made a note of it. Thank you.

20. Madame Latour se renseigne sur les démarches à suivre en cas de maladie lors du séjour de sa mère en France.
Mrs Latour wishes to find out what steps to take in the case of illness during her mother's stay in France.

Madame Latour : Ma mère vient en France pour deux semaines. Que se passerait-il si elle tombait malade lors de son séjour ?	**Mrs Latour :** My mother is coming to France for two weeks. What would happen if she were to fall ill during her stay ?
La secrétaire : Où habite-t-elle ?	**Secretary :** Where does she live ?
Madame Latour : En Angleterre.	**Mrs Latour :** In England.
La secrétaire : Est-ce qu'elle a des problèmes de santé ?	**Secretary :** Has she any health problems ?
Madame Latour : Elle est diabétique, non-insulino-dépendante.	**Mrs Latour :** She is a non-insulin-dependent diabetic.
La secrétaire : Quel âge a-t-elle ?	**Secretary :** How old is she ?
Madame Latour : Soixante-dix ans.	**Mrs Latour :** Seventy years old.
La secrétaire : Avant de quitter l'Angleterre, il faut qu'elle se procure la carte européenne d'Assurance maladie[1] (elle remplace l'ancien formulaire E111) auprès de la Poste ou par Internet, « www.dh.gov.uk/ ou www.EHIC.ie ». La carte doit être signée par le responsable. Ce serait prudent de faire une photocopie.	**Secretary :** Before leaving England, she must obtain a European health insurance card (this replaces Form E111) from the Post Office, or by Internet, « www.dh.gov.uk/ or www.EHIC.ie ». The card must be signed and stamped by the counter officer. It would be a good idea to make a photocopy.
Madame Latour : Si elle doit consulter un médecin, sera-t-elle obligée de payer pour la consultation et pour les médicaments prescrits ?	**Mrs Latour :** If she has to consult a doctor, will she have to pay for the consultation and the drugs prescribed ?

1. En France, on se procure la carte européenne d'Assurance maladie auprès de la Caisse de Sécurité sociale. Tous les visiteurs membres de l'Union européenne ont droit aux soins gratuits en Grande-Bretagne en cas de nécessité, mais il faut que l'hôpital ou le médecin dépende du National Health Service (NHS). / In France, the European health insurance card is obtained from the Social Security office. All members of the European Economic Community, who are eligible, are entitled to free emergency medical treatment within the National Health Service (NHS).

La secrétaire : Oui. Il faut choisir un médecin conventionné. Elle lui demandera, à ce moment-là, s'il pratique un dépassement d'honoraires. Après la consultation, le médecin lui donnera une feuille de soins. Le pharmacien lui rendra l'ordonnance qu'elle doit attacher à la feuille afin d'être remboursée. Les vignettes sur les boîtes de médicaments indiquent le nom et le prix des contenus. Il faut les coller sur la feuille dans les cases appropriées, signer et dater la feuille.

Secretary : Yes. Make sure that the doctor is working within the French health system. She can then ask him if he charges more than the Social Security fees. After the consultation, the doctor will give her a form (a statement of the treatment received). The pharmacist will give her back the prescription which she must attach to the form in order to claim a refund. Medicine bottles carry detachable labels showing the name and price of the contents. These must be stuck on the appropriate place on the form which must be signed and dated.

Madame Latour : Où doit-on envoyer la feuille ?

Mrs Latour : Where should one send the form ?

La secrétaire : À la Caisse primaire d'assurance maladie (CPAM), tant que votre mère est en France.

Secretary : To the Social Security office, while your mother is in France.

Madame Latour : Si ma mère doit être hospitalisée, que faut-il faire pour qu'elle soit remboursée ?

Mrs Latour : If my mother has to be admitted to hospital, what will she have to do to claim a refund ?

La secrétaire : Avant la sortie, le médecin lui donnera une attestation qu'elle devra envoyer (ainsi que la carte européene d'Assurance maladie) à la CPAM.

Secretary : Before being discharged, the doctor will issue her with a certificate which she should send (together with the European health insurance card) to the Social Security office.

Madame Latour : Cela prend combien de temps pour être remboursé ?

Mrs Latour : How long does it take to be reimbursed ?

La secrétaire : Six à huit semaines.

Secretary : Six to eight weeks.

21. Le coin secrétaire
Secretary's corner

VOCABULAIRE / *VOCABULARY*

Accueillir	To welcome
Agenda *n. m.* de bureau	Diary
Agrafe *n. f.*	Staple
Agrafer	To staple
Agrafeuse *n. f.*	Stapler
Ajouter	To add
Allumer	To turn on
Annuler	To cancel
Arrache-agrafes *n. m.*	Staples remover
Bloc-notes *n. m.*	Desk/writing pad
Bureau *n. m.*	Desk
Calculatrice *n. f.*	Calculator
Cartouche *n. f.*	Cartridge
Clavier *n. m.*	Keyboard
Cliquer (sur)	To click on
Cocher	To tick (off)
Coller	To paste
Copier	To copy
Corbeille *n. f.* à courrier	Mail tray
Corbeille *n. f.* à papier (s)	Wastepaper basket
Corbeille *n. f.* du courrier à expédier	Out-tray
Corbeille *n. f.* du courrier du jour	In-tray
Couper	To cut
Courrier *n. m.*	Mail/post
Courrier *n. m.* électronique	Electronic mail/e-mail
Crayon *n. m.*	Pencil
Créer	To create
Curseur *n. m.*	Cursor
Démarrer/lancer	To start

21. DIALOGUE

Déplacer	To move
Disque *n. m.* dur	Hard disk
Disquette *n. f.*	Floppy disk
Dossier *n. m.*	Dossier/file
Écran *n. m.*	Screen
Écrire/rédiger une lettre	To write/compose a letter
Effacer	To rub out
Encre *n. f.*	Ink
Enregistrer	To record
Enveloppe *n. f.*	Envelope
Enveloppe *n. f.* à fenêtre	Envelope with window
Enveloppe *n. f.* autocollante	Self-seal envelope
Enveloppe *n. f.* matelassée	Padded envelope
Envoyer	To send
Envoyer par fax/courrier *n. m.* électronique	To send by fax/e-mail
Étagère *n. f.*	Shelf
Étaler	To spread out
Éteindre	To turn off
Étiqueter	To label
Étiquette *n. f.*	Label
Fauteuil *n. m.* pivotant	Swivel chair
Fax *n. m.* (machine)	Fax (machine)
Fenêtre *n. f.*	Window
Fermer	To close
Fichier *n. m.*	File
Fichier *n. m.* informatisé	Data file
Flèche *n. f.*	Arrow
Format *n. m.*	Format
Formater	To format
Gestion *n. m.*	Management
Gomme *n. f.*	Eraser/rubber
Graveur *n. m.* de CD	CD writer ou recorder
Icône *n. m.*	Icon
Imprimante *n. f.*	Printer

Imprimer	To print
Installer	To install
Lampe *n. f.* de bureau	Desk lamp
Lecteur *n. m.* de CD	CD player
Lire	To read
Logiciel *n. m.*	Software
Machine *n. f.* à affranchir	Franking machine
Mémoire *n. f.*	Memory
Microprocesseur *n. m.*	Microprocessor
Modem *n. m.*	Modem
Modifier	To change
Mot *n. m.* de passe	Password
Ordinateur *n. m.*	Computer
Organiser	To organise
Papier *n. m.* (de) brouillon	Rough paper
Papier *n. m.* à en-tête	Headed notepaper
Papier *n. m.* à lettres	Writing paper/notepaper
Papier *n. m.* buvard	Blotting paper
Papier *n. m.* carbone	Carbon paper
Passer	To pass
Pavé *n. m.* numérique	Numeric keypad
Perdre	To lose
Perforeuse *n. f.*	Punch (card)
Photocopie *n. f.*	Photocopy
Photocopieuse *n. f.*	Photocopier
Placard *n. m.*	Cupboard
Police *n. f.* (de caractères)	Font
Programme *n. m.*	Programme
Programmer	To programme
Punaise *n. f.*	Thumbtack/drawing pin
Quitter	To quit/exit
Ramette *n. f.* (papier à lettres)	Ream (of paper)
Ranger	To tidy up
Ranger par ordre alphabétique	To arrange in alphabetical order
Recevoir	To receive

Récupérer	To retrieve
Réduire	To reduce
Règle *n. f.*	Ruler
Remplir	To fill up
Réorganiser	To reorganise
Répondeur *n. m.*	Answering machine
Répondre	To reply/answer
Réseaux *m. pl.*	Network
Restaurer	To restore
Rubrique *n. m.*	Heading
Sauvegarder	To save
Se présenter	To introduce oneself
Sélectionner	To highlight
Souris *n. m.*	Mouse
Sous-main *n. m.*	Desk blotter
Stocker	To store
Stylo *n. m.* à bille	Ball-point pen
Stylo *n. m.* à plume	Fountain pen
Stylo *n. m.* feutre	Felt-tip pen
Supprimer	To delete
Surligneur *n. m.*	Highlighter
Taille-crayon *n. m.*	Pencil sharpener
Tampon *n. m.* (cachet *n. m.*)	Stamp
Tapis *n. m.* (pour souris)	Mouse pad
Téléphone *n. m.*	Telephone
Timbre *n. f.*	Stamp
Tiroir *n. m.*	Drawer
Touche *n. f.*	Key
Transférer	To transfer
Trier	To sort
Trombone *n. m.*	Paper clip
Utiliser	To use
Verrouiller	To lock
Vider	To empty

VOCABULARY / VOCABULAIRE

Answering machine	Répondeur *n. m.*
Arrow	Flèche *n. f.*
Ball-point pen	Stylo *n. m.* à bille
Blotting paper	Papier *n. m.* buvard
Calculator	Calculatrice *n. f.*
Carbon paper	Papier *n. m.* carbone
Cartridge	Cartouche *n. f.*
CD player	Lecteur *n. m.* de CD
CD writer ou recorder	Graveu *n. m.* de CD
Computer	Ordinateur *n. m.*
Cupboard	Placard *n. m.*
Cursor	Curseur *n. m.*
Data file	Fichier *n. m.* informatisé
Desk	Bureau *n. m.*
Desk blotter	Sous-main *n. m.*
Desk lamp	Lampe *n. f.* de bureau
Desk/writing pad	Bloc-notes *n. m.*
Diary	Agenda *n. m.* de bureau
Dossier/file	Dossier *n. m.*
Drawer	Tiroir *n. m.*
Electronic mail/e-mail	Courrier *n. m.* électronique
Envelope	Enveloppe *n. f.*
Envelope with window	Enveloppe *n. f.* à fenêtre
Eraser/rubber	Gomme *n. f.*
Fax (machine)	Fax *n. m.* (machine)
Felt-tip pen	Stylo *n. m.* feutre
File	Fichier *n. m.*
Floppy disk	Disquette *n. f.*
Font	Police *n. f.* (de caractères)
Format	Format *n. m.*
Fountain pen	Stylo *n. m.* à plume
Franking machine	Machine *n. f.* à affranchir
Hard disk	Disque *n. m.* dur

Headed notepaper	Papier *n. m.* à en-tête
Heading	Rubrique *n. m.*
Hightlighter	Surligneur *n. m.*
Icon	Icône *n. m.*
In-tray	Corbeille *n. f.* du courrier du jour
Ink	Encre *n. f.*
Key	Touche *n. f.*
Keyboard	Clavier *n. m.*
Label	Étiquette *n. f.*
Mail tray	Corbeille *n. f.* à courrier
Mail/post	Courrier *n. m.*
Management	Gestion *n. f.*
Memory	Mémoire *n. f.*
Microprocessor	Microprocesseur *n. m.*
Modem	Modem *n. m.*
Mouse	Souris *n. m.*
Mouse pad	Tapis *n. m.* (pour souris)
Network	Réseaux *m. pl.*
Numeric keypad	Pavé *n. m.* numérique
Out-tray	Corbeille *n. f.* du courrier à expédier
Padded envelope	Enveloppe *n. f.* matelassée
Paper clip	Trombone *n. m.*
Password	Mot *n. m.* de passe
Pencil	Crayon *n. m.*
Pencil sharpener	Taille-crayon *n. m.*
Photocopier	Photocopieuse *n. f.*
Photocopy	Photocopie *n. f.*
Printer	Imprimante *n. f.*
Programme	Programme *n. m.*
Punch (card)	Perforeuse *n. f.*
Ream (of paper)	Ramette *n. f.* (papier à lettres)
Rough paper	Papier *n. m.* (de) brouillon
Ruler	Règle *n. f.*

Screen	Écran *n. m.*
Self-seal envelope	Enveloppe *n. f.* autocollante
Shelf	Étagère *n. f.*
Software	Logiciel *n. m.*
Stamp	Timbre *n. f.*
Stamp	Tampon *n. m.* (cachet *n. m.*)
Staple	Agrafe *n. f.*
Stapler	Agrafeuse *n. f.*
Staples remover	Arrache-agrafes *n. m.*
Swivel chair	Fauteuil *n. m.* pivotant
Telephone	Téléphone *n. m.*
Thumbtack/drawing pin	Punaise *n. f.*
To add	Ajouter
To arrange in alphabetical order	Ranger par ordre alphabétique
To cancel	Annuler
To change	Modifier
To click on	Cliquer (sur)
To close	Fermer
To copy	Copier
To create	Créer
To cut	Couper
To delete	Supprimer
To empty	Vider
To fill up	Remplir
To format	Formater
To highlight	Sélectionner
To install	Installer
To introduce oneself	Se présenter
To label	Étiqueter
To lock	Verrouiller
To lose	Perdre
To move	Déplacer
To organise	Organiser
To pass	Passer

To paste	Coller
To print	Imprimer
To programme	Programmer
To quit/exit	Quitter
To read	Lire
To receive	Recevoir
To record	Enregistrer
To reduce	Réduire
To reorganise	Réorganiser
To reply/answer	Répondre
To restore	Restaurer
To retrieve	Récupérer
To rub out	Effacer
To save	Sauvegarder
To send	Envoyer
To send by fax/e-mail	Envoyer par fax/courrier *n. m.* électronique
To sort	Trier
To spread out	Étaler
To staple	Agrafer
To start	Démarrer/lancer
To store	Stocker
To tick (off)	Cocher
To tidy up	Ranger
To transfer	Transférer
To turn off	Éteindre
To turn on	Allumer
To use	Utiliser
To welcome	Accueillir
To write/compose a letter	Écrire/rédiger une lettre
Wastepaper basket	Corbeille *n. f.* à papier (s)
Window	Fenêtre *n. f.*
Writing paper/notepaper	Papier *n. m.* à lettres

EXPRESSIONS UTILES / *USEFUL EXPRESSIONS*

Asseyez-vous, je vous en prie.	Please take a seat.
Je peux vous aider ?	May I help you ?
Que désirez-vous ?	What can I do for you ?
Vous venez de la part de qui ?	Who sent you ?
C'est à quel sujet ?	What is it about ?
Rappelez-moi votre nom.	What is your name again ?
Vous avez téléphoné ce matin.	You telephoned this morning.
Vous avez rendez-vous avec Monsieur X à 17 h [dix-sept heures].	You have an appointment with Mr X at 5 [five] p.m.
Monsieur X sera à vous dans un instant.	Mr X will be with you in a moment.
Monsieur X a dû s'absenter cet après-midi. Il m'a chargé de l'excuser.	Mr X was called away this afternoon. He asked me to apologise.
Il est absent aujourd'hui.	He is not here today.
Il est absent pour le moment.	He is not here at the moment.
Il est en ligne/en réunion en ce moment.	He is on the line/in a meeting at the moment.
Je suis désolé(e) de ce contretemps.	I am sorry/I apologise for the inconvenience.
Je viens pour le dossier/les documents de Madame Y.	I have come for Mrs Y's dossier/documents.
Pourriez-vous me passer le poste..., s'il vous plaît ?	Could I have extension..., please ?
Pourrais-je parler à la secrétaire de Madame Y., s'il vous plaît ?	Could I speak to Mrs Y's secretary, please ?
Un instant, s'il vous plaît.	One moment, please.
Qui est à l'appareil ?	Who is calling, please ?
À qui ai-je l'honneur ?	To whom am I speaking ?
Je vous le passe.	I am putting you through.
C'est personnel/confidentiel.	It is personal/confidential.
C'est noté.	I have made a note of it.
Je vous rappellerai dès que possible.	I will call you back as soon as possible.

21. DIALOGUE

Pourriez-vous me donner votre numéro de téléphone de façon que Monsieur X puisse vous rappeler ?	Could you give me your number so that Mr X can call you back ?
Pourriez-vous rappeler plus tard ?	Could you call back later ?
J'aimerais demander un renseignement.	I would like to make an inquiry.
Pourriez-vous me rendre un service ?	Could you do me a favour ?
Je vais m'en occuper tout de suite.	I will see to it immediately.
Merci de votre aide.	Thank you for your help.
Merci de m'avoir appelé(e).	Thank you for calling.

CORRESPONDANCE
CORRESPONDENCE

1. LA LETTRE MÉDICALE FRANÇAISE
THE FRENCH MEDICAL LETTER
(adressée à un anglophone/*directed at an anglophone*)

The address
The name and address of the sender is written on the left-hand side of the page, that of the addressee (recipient) on the right-hand side.

The date
The date, which must be complete (day, month, year), is written on the right above or below the address of the addressee. It must be preceded by the place, for example, Paris, le 9 mai 200-.

Object, reference, enclosures
The object of the letter, the reference and the enclosures are written on the left beneath the address of the sender. The reference is composed of the initials of the person who signs the letter as well as those of the secretary, for example,
Ref : MC/AF

Opening formulae
The opening formula is typed two lines down from the recipient's address flush with the left margin.

Doctor to a colleague :
- Cher Confrère,
- Mon Cher Confrère,

To a doctor he knows very well :
- Cher Jean,
- Cher Ami,
- Chère Amie,

To members of the paramedical profession :
- Monsieur,
- Cher Monsieur,
- Madame,
- Chère Madame,
- Mademoiselle,
- Chère Mademoiselle,

To patients, laboratories and medical suppliers :
- Monsieur,
- Madame,
- Mademoiselle,

The body of the letter

The body of the letter is the content of the letter and begins two lines down from the opening formula. A letter can be written in bloc – where all lines are flush with the left margin, or semi-bloc – where paragraphs are indented. Paragraphs are typed with double spaces between them.
If the letter is written on two pages, « .../... » must be written at the bottom of the first sheet.

Closing formulae

The closing formula is typed two lines below the body of the letter. It can be centred but is usually flush with the left margin. The title used in the closing formula must be identical to that used in the opening for example :
- Cher Monsieur, - Veuillez croire, Cher Monsieur...

Doctor to a colleague :
- Veuillez agréer, Cher Confrère, l'expression de mes sentiments distingués.
- Veuillez croire, Mon Cher Confrère, à l'expression de mes sentiments les meilleurs.

To a doctor he knows very well :
- Amicalement
- Bien amicalement
- Confraternellement
- Bien confraternellement
- Amitiés

To members of the paramedical profession :
- Veuillez croire, Monsieur (Madame, etc.), à l'expression de mes sentiments les meilleurs.

To patients, laboratories and medical suppliers :
- Je vous prie de croire, Monsieur (Madame, etc.), à l'assurance de mes sentiments respectueux.

The signature

The name is typed on the right, four lines below the closing formula and signed by the writer of the letter, above or below it. If the doctor is absent the secretary may sign in his place, for example :

Pour Monsieur Dupont
Sa secrétaire C. M. Lavel

The post scriptum (P.-S.), the nota bene (N.B.), the copie conforme (C.c.)
The post scriptum, the nota bene and the copie conforme are written two lines below the signature, on the left-hand side of the page. They should be initialed.

The envelope
If an envelope with a window is used, the address must figure in the transparent rectangle. The letter should be folded in such a way so as to avoid damage by a paper knife or an automatic letter opener. The envelope should be the same colour as the writing paper.

The following can be written on the envelope at the top left-hand side :
- confidentiel
- personnel
- urgent
- faire suivre
- fragile

The address
The surname and christian names must be preceded by :
- Monsieur
- Madame
- Mademoiselle
- Monsieur et Madame
- Docteur
- Monsieur le Docteur, etc.

The street number and street are written next, followed by the town or city in capital letters preceded by the postal code (5 figures) for example :
11, rue de la Fontaine
75005 PARIS

One can write « bd. » for boulevard, « pl. » for place, « sq. » for square, « av. » for avenue.

The address is written in « Block Style » :
Monsieur Jean Bonjour
11, rue des Boulangers
75003 PARIS

On correspondence to foreign countries, the name of the country should be written in french.

If the addressee is living temporarily at another address one can write :
Monsieur le Docteur Dupont
Aux bons soins de :

Monsieur A. J. Lepère, etc.

It is a good idea to write the address of the sender on the back of the envelope so that undelivered mail can be returned.
If a letter is delivered by hand, the initials E. V. (en ville) are written on the top left-hand corner of the envelope.

LA LETTRE FRANÇAISE / *THE FRENCH LETTER*

SENDER'S NAME AND ADDRESS

RECIPIENT'S NAME AND ADDRESS

PLACE, DATE

RE or SUBJECT

OPENING FORMULA

BODY OF THE LETTER

CLOSING FORMULA

SIGNATURE

2. LA LETTRE MÉDICALE ANGLAISE
THE ENGLISH MEDICAL LETTER
(adressée à un francophone/*directed at a francophone*)

L'adresse
Si la lettre est sans en-tête, l'adresse de l'expéditeur (Le nom de l'expéditeur ne figure pas avec l'adresse.) figure sur la droite de la page et celle du destinataire, ainsi que son nom, à gauche.

La date
La date figure à droite, au-dessous de l'adresse de l'expéditeur et elle est alignée sur la première ou la dernière ligne de l'adresse du destinataire, ou à gauche, au-dessous de l'adresse du destinataire :
4th March, 4 March, March 4th, March 4, 200-

La référence/L'objet
Les références se placent en haut à gauche, au-dessus de l'adresse du destinataire. La référence est constituée des initiales de la personne qui signe la lettre et de celles de la secrétaire suivi d'un numéro de dossier, de fichier ou de client.

L'objet de la lettre se place à gauche au-dessous de la formule initiale.

La formule initiale
- Dear Sir pour un homme dont on ignore le nom
- Dear Madam pour une femme dont on ignore le nom
- Dear Mr X/Mrs X/Miss X pour une personne dont on connaît le nom
- Dear Dr/Dear Dr X/Dear colleague pour un homme ou une femme médecin
- Dear John/Mary pour un homme/une femme que l'on connaît bien

Le corps de la lettre
Le corps de la lettre est le contenu de la lettre. On laisse un double interligne entre la formule initiale et le corps de la lettre. Une lettre peut être avec alinéa – le premier mot de chaque paragraphe est en retrait par rapport aux autres lignes, ou sans alinéa – tous les paragraphes sont alignés à gauche. Le style sans alinéa est maintenant le plus courant. Si la lettre est

rédigée sur deux feuilles, il faut noter « .../... » au bas de la première feuille.

La formule finale

Yours faithfully	Sir/Madam, Dear Sir/Madam
Yours sincerely	Dear Mr X/Mrs X/Miss X, Dear Dr/Dear Dr X
Best wishes/Kindest regards/Regards	Dear John/Mary

La signature
On laisse quatre interlignes entre le corps de la lettre et la signature. Le nom et le prénom sont dactylographiés au-dessus ou en dessous de la signature. La signature doit être de la main de la personne qui signe la lettre. Si le médecin est absent, la secrétaire doit signer à sa place :

Dr X per pro (ou pp) Secretary

Le post-scriptum, la pièce jointe, la copie conforme
Le post-scriptum (P.S.), la pièce jointe (enclosure) et la copie conforme (c.c. - correct carbons) sont placés au-dessous de la signature, en bas à gauche. Il est préférable d'en indiquer le nombre s'il y a plusieurs destinataires. Il faut que chaque nom soit placé sur une ligne différente :

Enclosures : (2) ---
---

c.c. :

Mr X

Mme X

L'enveloppe
Si l'on utilise une enveloppe à fenêtre, l'adresse doit figurer dans le rectangle transparent. Il faut plier et introduire la lettre de manière qu'un coupe-papier ne déchire pas la lettre. On peut noter sur l'enveloppe, en haut à gauche :
- confidential
- personal
- urgent
- please forward
- fragile

L'enveloppe doit avoir la même couleur que le papier à lettres.

L'adresse
L'adresse du destinataire peut être alignée sur la gauche ou décalée à droite. On écrit le prénom et le nom de famille, précédés de Mr, Mrs, ou Miss, et ensuite le numéro de la maison ou de l'immeuble, le nom de la rue, la ville, la localité, le code postal et le pays :

Mr John Burrows	Mr John Burrows
2, Cromwell Avenue	2, Cromwell Avenue
Salisbury	Salisbury
Wiltshire SP2 8JD	Wiltshire SP2 8JD
England	England

Il n'est pas nécessaire d'indiquer le pays si le destinataire réside dans le même pays que l'expéditeur.
Il est prudent d'indiquer le nom et l'adresse de l'expéditeur au dos de l'enveloppe. Le courrier sera retourné en cas de non-distribution.

Lorsque le destinataire ne réside pas chez lui, on emploie C/o (care of).

LA LETTRE ANGLAISE / *THE ENGLISH LETTER*

ADRESSE DE L'EXPÉDITEUR

NOM ET ADRESSE DU DESTINATAIRE

DATE

FORMULE INITIALE

OBJET

CORPS DE LA LETTRE

FORMULE FINALE

SIGNATURE

3. D'UN MÉDECIN
FROM A DOCTOR

À UN PATIENT / *TO A PATIENT*

Changement d'adresse

Monsieur,

Je voudrais vous signaler qu'à partir du... la nouvelle adresse de mon cabinet sera :

80, boulevard des Amandiers
75005 PARIS

Veuillez agréer, Monsieur, mes salutations distinguées.

Change of address

Sir

I wish to inform you that as from... the new address of my surgery will be :

80, boulevard des Amandiers
75005 PARIS

Yours faithfully

Pour annuler une intervention

Monsieur,

Nous regrettons de vous informer que votre intervention prévue pour le... a été reportée au... en raison d'une grève des brancardiers.

Si cette date ne vous convient pas, veuillez contacter notre secrétaire au... dès que possible afin de convenir d'une nouvelle date.

Nous vous présentons toutes nos excuses pour le désagrément que cela peut causer.

Nous vous prions d'agréer, Monsieur, l'expression de nos meilleurs sentiments.

To cancel an operation

Sir

We regret to inform you that your operation programmed for the... has been postponed until the... because of a porters' strike.

Should this date not suit you, please contact our secretary on... as soon as possible, in order to arrange a new date.

We apologise for any inconvenience this may cause.

Yours faithfully

Pour rappeler à une patiente de se présenter aux essais cliniques

Madame,

Vous êtes priée de vous présenter à l'adresse ci-dessus, le... à... afin de participer aux essais cliniques dont nous avons discuté à la réunion du...

Nous vous prions d'agréer, Madame, l'expression de nos salutations distinguées

To remind a patient to attend clinical trials

Madam

You are requested to go to the above address on the... at... in order to take part in the clinical trials which we discussed at the meeting of...

Yours faithfully

Pour demander à une patiente d'aller voir le médecin

Madame,

Je voudrais que vous veniez me voir à mon cabinet le... à... afin de discuter des résultats d'un bilan sanguin que je vous avais demandé de faire.

Veuillez agréer, Madame, l'expression de mes salutations distinguées.

To request a patient to go to see the doctor

Madam

I would like you to come to my surgery on the... at... in order to discuss the results of a blood test which I asked you to do.

Yours faithfully

Madame,

J'ai reçu les résultats de vos examens gynécologiques qui ont été pratiqués il y a une semaine.
Tout est normal sauf le frottis cervical qui montre une réaction inflammatoire sévère.
Je souhaiterais vous revoir dès que possible afin de pratiquer un frottis de contrôle.

Veuillez agréer, Madame, mes salutations distinguées.

Madam

I received the results of your gynaecological tests which were done one week ago.
Everything is normal except the cervical smear which shows severe inflammation.
I would like to see you as soon as possible in order to do a repeat smear.

Yours faithfully

À un membre de la famille / *To a member of the family*

Madame,

J'ai eu un entretien téléphonique hier avec le chirurgien qui a opéré votre fille.

Malgré plusieurs séances de radiothérapie et de chimiothérapie, l'IRM[1] pratiquée récemment montre des métastases cérébrales. Nous pensons qu'il serait inutile de prolonger la souffrance de votre fille en continuant son traitement.

1. IRM : Imagerie par résonance magnétique. / MRI : magnetic resonance imaging.

L'état de Marie se dégrade de jour en jour. Nous allons, donc, essayer de trouver une place pour elle dans un centre de soins palliatifs, le plus rapidement possible.

Vous pouvez, si vous le préférez, la soigner en hospitalisation à domicile. L'infirmière passera plusieurs fois par jour si nécessaire et vous apportera tout le soutien dont vous aurez besoin.

Je serai heureux de vous rencontrer afin de parler de Marie à une date qui vous conviendra.

Veuillez contacter ma secrétaire au... afin de fixer un rendez-vous.

Je vous prie de croire, Madame, en mon parfait dévouement.

Madam

I had a telephone conversation yesterday with the surgeon who operated on your daughter.

Despite several sessions of radiotherapy and chemotherapy, the MRI performed recently shows cerebral metastases.

We think it would be pointless to prolong your daughter's suffering by continuing treatment.

Marie's condition is deteriorating from day to day, so we are going to try to find a place for her in a terminal care unit as soon as possible.

You can, if you prefer, look after her at home. The district nurse will call several times a day if necessary and will give you all the support you need.

I shall be happy to meet you to discuss Marie's case any day which is convenient for you.

Please phone my secretary on... to make an appointment.

Yours faithfully

À UN COLLÈGUE / *TO A COLLEAGUE*

Cher Docteur Vittel,

Je vous adresse Madame Angelo, 59 ans, qui souffre de maux de tête et de vertiges. Depuis quelque temps, elle a des problèmes d'équilibre. Sa température est normale.

Elle a trois enfants, bien portants.

Elle ne boit pas d'alcool et ne prend aucun traitement.

Croyez, Cher Docteur Vittel, à l'assurance de mes sentiments les meilleurs.

Dear Doctor Vittel

I am referring Mrs Angelo, 59 years old, who suffers from headaches and vertigo. She has an unsteady gait for some time. Her temperature is normal.

She has three healthy children.

She does not drink alcohol and is not taking any medication.

Yours sincerely

*

Cher Docteur Leblanc,

Je vous adresse Monsieur Durant, 37 ans, soudeur sur un chantier, qui, après avoir manipulé un chalumeau défectueux, a les yeux larmoyants et injectés de sang.

Je vous prie de croire, Cher Docteur Leblanc, à l'assurance de mes sentiments les meilleurs.

Dear Doctor Leblanc

I am referring Mr Durant, 37 years old, a welder on a building site, with weeping and bloodshot eyes following the use of a faulty welding shield.

Yours sincerely

*

Cher Charles,

Merci de m'avoir adressé ton patient, Monsieur Lemoine, qui présentait des vertiges.

On lui a fait un audiogramme il y a deux jours qui était parfaitement normal. Je lui ai prescrit un traitement (Serc®) pour six mois.

Je le reverrai quand il aura fini son traitement et s'il n'y a toujours pas d'amélioration, je lui conseillerai de consulter mon collègue qui est spécialiste dans ce genre de pathologie.

Amicalement

Dear Charles

Thank you for referring your patient, Mr Lemoine, who presented with vertigo.

He had an audiogram performed two days ago which was perfectly normal. I ordered a treatment (Serc®) for six months.

I will see him again when he has finished his treatment and if there is still no improvement, I will advise him to consult my colleague who is a specialist in this type of pathology.

Regards

*

Cher Docteur Carré,

Je vous adresse Monsieur Vivet, 57 ans, qui présente une fracture du nez suite à une altercation avec son voisin.

Antécédents :

- appendicectomie
- gastrite
- tabagisme
- alcoolisme

Merci pour tout ce que vous ferez pour lui.

Croyez, Cher Docteur Carré, à l'assurance de mes sentiments distingués.

Dear Doctor Carré

I am referring Mr Vivet, 57 years old, who sustained a fractured nose following a dispute with his neighbour.

Antecedents :

- appendicectomy
- gastritis
- addiction to tobacco
- alcoholism

Thank you for taking care of him.

Yours sincerely

*

Cher Docteur Rocard,

J'ai vu ce jour en consultation, Madame Vincent, chez qui j'avais retiré trois petits nodules des cordes vocales le...

Actuellement elle va très bien.

Comme vous le savez, Madame Vincent est chanteuse d'opéra et a un emploi du temps très chargé, je lui ai donc conseillé de prendre un arrêt de travail de six semaines.

Veuillez trouvez ci-joint le compte rendu opératoire que vous m'avez demandé.

Je vous prie de croire, Cher Docteur Rocard, à l'assurance de mes sentiments distingués.

Dear Doctor Rocard

I saw Mrs Vincent in the outpatients'department today. Three nodules were removed from her vocal cords on the...

At the moment she is very well.

As you know, Mrs Vincent is an opera singer and has a very busy timetable so I advised her to take six weeks off work.

Please find enclosed the operation report which you requested.

Yours sincerely

*

Chère Docteur Leconte,

J'ai vu hier aux urgences votre patiente, Madame Richard, qui avait été hospitalisée il y a trois semaines pour un pneumothorax et une fracture d'une côte à la suite d'un accident sur la voie publique.

Actuellement elle est hospitalisée à nouveau pour un épanchement pleural. Celui-ci a été ponctionné et a drainé 700 ml.

Elle se plaint toujours de douleurs intercostales donc elle restera hospitalisée tant qu'il y aura une persistence des symptômes.

Je ne manquerai pas de vous tenir au courant.

Je vous prie de croire, Chère Docteur Leconte, à l'assurance de mes sentiments les meilleurs.

Dear Docteur Leconte

I saw your patient, Mrs Richard, in casualty yesterday. She was admitted to hospital three weeks ago with a pneumothorax and a fractured rib following a road traffic accident.

She has been readmitted to hospital with a pleural effusion. This was tapped and drained 700 ml.

She is still complaining of intercostal pain so she will remain in hospital while symptoms persist.

I will keep you informed.

Yours sincerely

*

Cher Robert,

Suite à notre conversation téléphonique de ce matin, je t'adresse pour hospitalisation Monsieur Petit, âgé de 39 ans, qui se plaint de douleurs rétrosternales, irradiant au bras gauche.

Antécédents :

- hypercholestérolémie
- angine de poitrine
- mise en place d'un stent il y a deux ans
- pontage coronarien il y a trois mois

L'électrocardiogramme montre une élevation du segment ST dans les dérivations 2, 3 et AVF.

Je te remercie pour tout ce que tu feras pour lui.

Amicalement

Dear Robert

Following our telephone conversation of this morning, I am referring for hospital admission Mr Petit, 39 years old, who complains of retrosternal pain radiating to the left arm.

Antecedents :

- hypercholesterolaemia
- angina
- insertion of a stent two years ago
- coronary artery bypass graft three months ago

The electrocardiogram shows ST segment elevation in leads 2, 3 and AVF.

Thank you for looking after him.

Regards

*

Cher Docteur Lebaut,

Je vous remercie de m'avoir confié Madame Simone, âgée de 53 ans, qui présentait une insuffisance veineuse des membres inférieurs.

Une saphénectomie externe bilatérale a été pratiquée le... L'intervention s'est bien passée mais ma patiente a fait une infection postopératoire, nécessitant une antibiothérapie pendant cinq jours. Il n'y a plus d'écoulement au niveau du creux poplité droit et elle sortira en fin de semaine.

Je vous prie de croire, Cher Docteur Lebaut, à l'assurance de mes sentiments les meilleurs.

Dear Doctor Lebaut

Thank you for referring Mrs Simone, 53 years old, who presented with venous insufficiency of the lower limbs.

A bilateral external saphenectomy was performed on the... The operation went well but my patient got an infection postoperatively, requiring antibiotic therapy for five days. The discharge from the right popliteal fossa has cleared up and she will be discharged at the weekend.

Yours sincerely

*

Cher Collègue,

Votre patiente, Madame Perrier, qui devait être hospitalisée en fin de semaine pour une cholécystectomie, a présenté une fièvre de 40° C, donc, l'intervention a été décalée jusqu'au mois prochain.

Je ne manquerai pas de vous tenir au courant.

Je vous prie de croire, Cher Collègue, à l'assurance de mes sentiments distingués.

Dear Colleague

Your patient, Mrs Perrier, who was due to be admitted to hospital at the weekend for a cholecystectomy, has presented with a temperature of 40° C, so the operation has been postponed until next month.

I will keep you informed.

Yours faithfully

*

Cher Collègue,

J'ai vu ce matin Madame Daudet, que vous m'avez adressée pour des douleurs épigastriques.

La fibroscopie gastrique montre une gastrite sévère due certainement aux anti-inflammatoires qu'elle prend pour une polyarthrite.

Madame Daudet a arrêté de fumer depuis quelques mois et elle ne boit plus d'alcool. Les anti-inflammatoires ont été arrêtés, bien sûr, et je la reverrai dans un mois quand elle aura fini son traitement.

Je vous prie de croire, Cher Collègue, à l'assurance de mes sentiments les meilleurs.

Dear Colleague

I saw Mrs Daudet, whom you referred with epigastric pain, this morning.

The gastroscopy shows severe gastritis, caused certainly by the anti-inflammatory drugs which she has been taking for rheumatoid arthritis.

Mrs Daudet stopped smoking some months ago and she does not drink alcohol anymore. The anti-inflammatory drugs have been stopped of course, and I will see her again in one month's time when she has finished her treatment.

Yours faithfully

*

Chère Collègue,

Je suis le médecin généraliste de Madame Baudin (date de naissance : le 2 juin 1952). Elle a subi une colectomie dans votre service il y a deux semaines.

Je vous serais très reconnaissante de bien vouloir me faire parvenir le compte rendu opératoire.

Je vous prie de croire, Chère Collègue, à l'assurance de mes meilleurs sentiments.

Dear Colleague

I am Mrs Baudin's general practitioner (date of birth : 2 June 1952). She underwent a colectomy on your ward two weeks ago.

I would be most grateful if you could forward me the operation report.

Yours faithfully

*

Cher Docteur Duval,

Comme convenu, je vous adresse Monsieur Gilbert, âgé de 59 ans, qui se plaint depuis quelque temps de douleurs lombaires.

Antécédents :

- fracture du poignet gauche à la suite d'une chute
- plusieurs crises de coliques néphrétiques
- paludisme

Il aura une radiographie abdominale cet après-midi. Il vous apportera les résultats.

Je vous remercie de bien vouloir me tenir informé des suites.

Je vous prie de croire, Cher Docteur Duval, à l'assurance de mes sentiments distingués.

Dear Doctor Duval

As agreed, I am referring Mr Gilbert, 59 years old, who is complaining of lumbar pain for some time.

Past history :

- fracture of the left wrist following a fall
- several episodes of renal colic
- malaria

He will have an abdominal X-ray this afternoon. He will bring you the results.

Please keep me informed.

Yours sincerely

Réponse

Cher Docteur Villiers,

Je vous remercie de votre lettre concernant Monsieur Gilbert, hospitalisé cette semaine pour des douleurs lombaires.

L'urographie intraveineuse a montré un petit calcul dans l'uretère gauche. Le patient a évacué le calcul mais il y a une persistence d'hématurie. Il aura des examens complémentaires cette semaine avant sa sortie. Je vous enverrai les résultats dès que je les recevrai ainsi que le compte rendu d'hospitalisation.

Je vous prie de croire, Cher Docteur Villiers, à l'assurance de mes sentiments les meilleurs.

Reply

Dear Doctor Villiers

Thank you for your letter concerning Mr Gilbert who was admitted to hospital this week with lumbar pain.

An intravenous pyelogram showed a small calculus in the left ureter. The patient passed the calculus but continues to have haematuria. He will undergo further tests this week before being discharged. I will send you the results as soon as I receive them as well as the report of his stay in hospital.

Yours sincerely

*

Chère Docteur Basset,

Je vous adresse Mademoiselle Jourdan, âgée de 20 ans, qui présente un abcès douloureux au sein gauche.

Antécédents :

- amygdalectomie
- appendicectomie

Allergies :

- Dafalgan®
- Clamoxyl®

Elle vous apportera les résultats de ses examens biologiques ainsi que ses échographies.

Je vous remercie de votre confiance et vous prie de croire, Chère Docteur Basset, à l'assurance de mes meilleurs sentiments.

Dear Doctor Basset

I am referring Miss Jourdan, 20 years old, with a painful abscess of the left breast.

Past history :

- tonsillectomy
- appendicectomy

Allergies :

- Panadol®
- Clamoxyl®

She will bring you the results of her blood tests and scans.

Yours sincerely

Réponse

Cher Docteur Moreau,

Merci de m'avoir adressé Mademoiselle Jourdan que j'ai opérée le... pour un abcès au sein gauche.

Il n'y a pas eu de complications postopératoires. J'attends les résultats des prélèvements. Je vous les communiquerai dès que je les aurai. Je la reverrai dans un mois.

Vous trouverez ci-joint le compte rendu opératoire.

Je vous prie de croire, Cher Docteur Moreau, à l'assurance de mes salutations distinguées.

Reply

Dear Doctor Moreau

Thank you for referring Miss Jourdan who presented with an abscess of the left breast which was operated on, on the...

There were no postoperative complications. I am waiting for the results of the swabs. I will send them to you as soon as I receive them. I will see her again in one month's time.

Please find enclosed the operation report.

Yours sincerely

*

Cher Docteur Guillou,

Je vous adresse Madame Carrère, âgée de 55 ans, qui présente un kyste à l'ovaire gauche, à priori bénin d'après tous les examens échographiques. Le CA 125[1] est normal.

Elle a eu trois enfants dont un est décédé d'une leucémie.

Sa mère est décédée à l'âge de 48 ans à la suite d'un cancer du col de l'utérus. Madame Carrère est actuellement sous Prozac®.

Je vous prie de croire, Cher Docteur Guillou, à l'expression de mes salutations distinguées.

Dear Doctor Guillou

I am referring Mrs Carrère, 55 years old, who has a left ovarian cyst which, according to all the scans, is benign. The CA 125 is normal.

She has had three children one of whom died of leukaemia.

Her mother died at the age of 48 from cancer of the cervix. Mrs Carrère is taking Prozac® at the moment.

Yours sincerely

*

Cher Collègue,

Votre patiente, Madame Blanche, âgée de 32 ans, a été opérée d'un hallux valgus du pied droit sous rachianesthésie le...

L'intervention s'est déroulée sans complications et je la reverrai en consultation dans un mois.

En vous remerciant de votre confiance, veuillez croire, Cher Collègue, à l'expression de mes sentiments confraternels.

1. CA : Nom correspondant à différents antigènes utilisés comme marqueurs tumoraux, par exemple, le CA 125 pour les cancers ovariens. / Name corresponding to different antigenes used as tracers, for example, CA 125 for ovarian cancers.

Dear Colleague

Your patient, Mrs Blanche, 32 years old, had a hallux valgus of the right foot removed under spinal anaesthetic on the...

There were no complications and I will see her again in the outpatients' department in one month's time.

Yours faithfully

*

Cher Docteur Tasset,

Merci de prendre en charge Madame Vallier, âgée de 67 ans, qui souffre d'une coxarthrose de la hanche droite.

Antécédents :

- hypertension artérielle (Adalate retard® 1 comprimé par jour)
- fracture du nez (opérée en 1969)
- dépression (Prozac® 1 gélule par jour)

Veuillez croire, Cher Docteur Tasset, à l'expression de mes sentiments les meilleurs.

Dear Doctor Tasset

Thank you for taking care of Mrs Vallier, 67 years old, who suffers from osteoarthritis of the right hip.

Past history :

- hypertension (Adalat retard® 1 tablet daily)
- fracture of the nose (operated on in 1969)
- depression (Prozac® 1 capsule daily)

Yours sincerely

Réponse

Cher Docteur Singer,

Merci de m'avoir confié Madame Vallier. Cette patiente souffrait d'une coxarthrose de la hanche droite pour laquelle j'ai mis une prothèse il y a six jours.

Madame Vallier va très bien. Elle a récupéré une flexion correcte et se débrouille correctement avec des cannes anglaises. Elle part en maison de rééducation en fin de semaine. Elle aura une radiographie de contrôle dans six semaines et je la verrai par la suite en consultation.

En vous remerciant de votre confiance, je vous prie de croire, Cher Docteur Singer, à l'expression de mes sentiments les meilleurs.

Reply

Dear Doctor Singer

Thank you for referring Mrs Vallier. This patient, who was suffering from arthritis of the right hip, had a prosthesis inserted six days ago.

Mrs Vallier is doing very well. She has regained correct flexion and manages well with crutches. She is going to a rehabilitation centre at the weekend. She will have a check X-ray in six weeks' time and I will see her afterwards in the outpatients' department.

Yours sincerely

*

Cher Docteur Mermet,

Merci de m'avoir adressé Monsieur Duchêne, âgé de 27 ans, qui présentait un traumatisme du genou gauche, à la suite d'une chute de six mètres d'un échafaudage.

L'IRM[1] a confirmé une lésion méniscale postéro-interne.

C'est mon collègue, Monsieur Fabry, qui lui a fait une méniscectomie puisque je n'était pas présent à cause d'un empêchement. Il n'y a pas eu de complications postopératoires.

Il sera revu dans un mois.

Je vous remercie de votre confiance et vous prie de croire, Cher Docteur Mermet, à l'assurance de mes meilleurs sentiments.

1. IRM : Imagerie par résonance magnétique. / MRI : Magnetic resonance imaging.

Dear Doctor Mermet

Thank you for referring Mr Duchêne, 27 years old, who presented with trauma to the left knee, following a fall of six metres from scaffolding.

The MRI confirmed a posterior internal meniscal lesion.

My colleague, Mr Fabry, performed a menisectomy as I was unable to be present because of unforseen circumstances.

There were no postoperative complications.

He will be seen again in one month's time.

Yours sincerely

*

Cher Collègue,

Je vous adresse Mademoiselle Lafont, âgée de 28 ans, qui présente une lésion pigmentée, située à 3 cm de l'ombilic. D'après la patiente, la lésion a augmenté de taille ces trois derniers mois et elle se plaint d'une sensation locale de démangeaisons.

Antécédents :

- amygdalectomie

Sa grand-mère a été opérée d'un mélanome malin il y a un an. Elle est récemment décédée d'une crise cardiaque.

Je vous prie de croire, Cher Collègue, à l'assurance de mes sentiments confraternels.

Dear Colleague

I am referring Miss Lafont, 28 years old, who has a pigmented lesion, situated 3 cm from the umbilicus. According to the patient, it has increased in size in the past three months and she complains of localised itching.

Past history :

- tonsillectomy

Her grand-mother had a malignant melanoma removed one year ago. She died recently of a heart attack.

Yours faithfully

Réponse

Cher Collègue,

Merci de m'avoir adressé Mademoiselle Lafont, chez qui j'ai fait l'exérèse d'une lésion abdominale le... comme vous le constaterez dans le compte rendu opératoire.

J'attends les résultats des analyses avant de prononcer un diagnostic. Je vous les communiquerai dès que je les aurai.

En vous remerciant de votre confiance, je vous prie de croire, Cher Collègue, à l'assurance de mes sentiments distingués.

Reply

Dear Colleague

Thank you for referring Miss Lafont. I removed an abdominal lesion on the... as you can see from the operation report.

I await the results of the tests before making a diagnosis. I will send them to you as soon as I receive them.

Yours faithfully

*

Cher Robert,

Suite à notre conversation téléphonique de ce matin, je t'adresse Madame Michel, âgée de 76 ans, pour l'équilibration de son diabète. Comme tu le sais, elle est insulino-dépendante depuis un an.

Cette patiente est suivie pour un adénocarcinome pancréatique et sera opérée dans le service de Monsieur Muller dans trois semaines.

Tu trouveras ci-joint :

- les échographies ;
- les radiographies ;
- les résultats du dernier bilan sanguin ;
- l'ordonnance sur laquelle est indiqué son traitement.

Je reste à ton entière disposition pour tout renseignement complémentaire concernant Madame Michel.

Amitiés

Dear Robert

Following our telephone conversation of this morning, I am referring Mrs Michel, 76 years old, for stabilisation of her diabetes. As you know, she has been insulin-dependent for one year.

This patient is being followed up for an adenocarcinoma of the pancreas and will be operated on, on Mr Muller's ward in three weeks' time.

Please find enclosed :

- scans ;
- X-rays ;
- the results of the last blood test ;
- the prescription form on which her medication is marked.

If you need any further information concerning Mrs Michel, please do not hesitate to contact me.

Regards

*

Cher Docteur Buffet,

Votre patiente Madame Blondeau, âgée de 62 ans, s'est présentée hier aux urgences, pour des palpitations et une fatigue importante.

Elle devait se faire opérer d'une thyroïdectomie partielle il y a dix jours mais l'intervention a été annulée parce qu'elle était enrhumée.

Elle est hospitalisée actuellement et son état est stable. L'intervention est prévue pour le...

Je ne manquerai pas de vous tenir au courant.

Veuillez agréer, Cher Docteur Buffet, l'expression de mes sentiments distingués.

Dear Doctor Buffet

Your patient Mrs Blondeau, 62 years old, presented in the casualty department yesterday with palpitations and extreme fatigue.

She was to have had a partial thyroidectomy ten days ago but the operation was cancelled because she had a cold.

She is in hospital at present and her condition is stable. The operation is scheduled for the...

I will keep you informed.

Yours sincerely

*

Cher Collègue,

Je vous adresse Émilie Sanchez, âgée de 5 ans, qui présente une plaie à la jambe gauche. Cette petite fille, qui vit chez sa tante, a raté une marche en montant les escaliers.

Antécédents :

- amygdalectomie
- eczéma

Émilie a eu un rappel antitétanique il y a un an.

Je vous prie de croire, Cher Collègue, à l'assurance de mes sentiments confraternels.

Dear Colleague

I am referring Emily Sanchez, 5 years old, with a wound to the left leg. This little girl, who is living with her aunt, missed a step while going up the stairs.

Past history :

- tonsillectomy
- eczema

Emily had an antitetanus booster one year ago.

Yours faithfully

*

Cher Collègue,

Je vous adresse Cécile Lemoine, âgée de 3 ans, qui s'est fait mordre à la joue gauche par le chien de son voisin. La plaie est assez profonde et aura besoin de quelques points de sutures. Sa mère, infirmière au service des urgences à l'hôpital de... lui a donné les premiers soins. Ses vaccinations sont à jour. Céline est allergique au paracétamol.

Bien confraternellement

Dear Colleague

I am referring Cecile Lemoine, 3 years old, who was bitten on the left cheek by her neighbour's dog. The wound is quite deep and will need a few stitches. She was given first aid by her mother, a nurse in the casualty department at... hospital. Her vaccinations are up to date. Celine is allergic to paracetamol.

Regards

*

Chère Caroline,

Ta patiente Joséphine Lhomme, âgée de 7 ans, a subi hier l'ablation sous anesthésie générale d'un corps étranger au pied gauche. Il n'y a pas eu de complications postopératoires. Tu trouveras ci-joint le compte rendu opératoire.

Bien confraternellement

Dear Caroline

Your patient Josephine Lhomme, 7 years old, had a foreign body removed from her left foot yesterday under general anaesthetic. There were no postoperative complications. Enclosed is the operation report.

Regards

*

Cher Jacques,

Merci de m'avoir confié ton patient Richard Truman, âgé de 6 ans, qui a avalé une pièce de monnaie hier soir. La fibroscopie gastrique prévue pour ce matin a été annulée car le patient a évacué la pièce sans problème. Il nous a promis de se servir de sa tirelire à partir de maintenant !

Bien amicalement

Dear Jacques

Thank you for referring your patient Richard Truman, 6 years old, who swallowed a coin yesterday evening. The gastroscopy booked for this morning was cancelled because the patient passed the coin without any problem. He has promised to use his piggy bank from now on !

Regards

*

Cher Docteur Collet,

Je vous adresse Madame Pallée, âgée de 46 ans, qui a pris une overdose. D'après sa fille, qui l'a trouvée semi-comateuse, elle a dû avaler au moins 15 comprimés de Témesta® et boire une demi-bouteille de vin.

Antécedénts :

- cholécystectomie
- dépression depuis la mort de son mari il y a cinq ans
- insomnie
- hypotension

Madame Pallée est suivie par un psychiatre qui est actuellement en vacances.

Je prendrai contact avec lui dès son retour.

Je vous prie de croire, Cher Docteur Collet, à l'assurance de mes sentiments distingués.

Dear Doctor Collet

I am referring Mrs Pallée, 46 years old, who took an overdose. According to her daughter, who found her semi-conscious, she must have swallowed at least 15 tablets of Temesta® and consumed half a bottle of wine.

Past history :

- cholecystectomy
- depression since the death of her husband five years ago
- insomnia
- hypotension

Mrs Pallée is under the care of a psychiatrist who is on holiday at the moment.

I shall get in touch with him when he gets back.

Yours sincerely

*

Cher Docteur Veron,

Je voudrais vous informer que, pour des raisons personnelles, je ne pourrai pas être présent lors de l'intervention de votre patiente, Madame Morel, prévue le...

Elle a été prévenue, bien sûr, et elle va téléphoner à ma secrétaire pour prendre un autre rendez vous d'hospitalisation.

Veuillez agréer, Cher Docteur Veron, l'expression de mes sentiments distingués.

Dear Doctor Veron

I wish to inform you that for personal reasons, I shall be unable to attend the operation of your patient, Mrs Morel, scheduled for the...

She has been informed, of course, and will telephone my secretary to book another date for admission to hospital.

Yours sincerely

*

Objet : recherche de remplacement d'une courte durée

Cher Docteur Sandre,

Je vous serais très reconnaisant de bien vouloir me remplacer pendant la période du... au... inclus.

Je souhaiterais participer à la conférence sur le SIDA[1] qui aura lieu à Amsterdam à ces dates.

Dans l'espoir d'une réponse favorable, je vous prie de croire, Cher Docteur Sandre, à l'assurance de mes meilleurs sentiments.

---

1. SIDA : Syndrome d'immunodéficience acquise. / AIDS : Acquired immune deficiency syndrome.

Re : request for a short-term replacement

Dear Doctor Sandre

I would be most grateful if you could replace me during the period from... to... inclusive.

I would like to take part in the conference on AIDS which takes place in Amsterdam during these dates.

Yours sincerely

*

Courrier entre services concernant la séropositivité d'un patient

Cher Collègue,

Suite à notre conversation téléphonique de ce matin, je vous adresse Monsieur Petit, 39 ans, qui présente une hyperthermie avec frissons.

Sa séropositivité a été découverte il y a un an au cours d'analyses préopératoires. Il a arrêté son traitement il y a trois semaines en raison d'effets secondaires insupportables.

Il devait être opéré d'un lipome dorsal il y a trois jours mais l'intervention a été annulée en raison d'une fièvre persistante.

Une fibroscopie gastrique pratiquée récemment montre une petite hernie hiatale.

Veuillez trouver ci-joint les résultats des analyses sanguines, ainsi que le compte rendu de sa dernière radiographie pulmonaire. Je vous communiquerai les résultats des hémocultures pratiquées ce matin dès que je les recevrai.

Merci pour tout ce que vous allez faire pour lui.

Je vous prie de croire, Cher Collègue, à l'assurance de mes salutations distinguées.

Correspondence between wards concerning the seropositivity of a patient

Dear Colleague

Following our telephone conversation of this morning, I am referring Mr Petit, 39 years old, with hyperthermia and episodes of shivering.

He was discovered to be seropositive one year ago during pre-operative tests. He stopped taking his treatment three weeks ago because of intolerable side effects.

He was to be operated on for a dorsal lipoma three days ago but the operation was cancelled because of a persistent high fever.

A gastroscopy performed recently shows a small hiatus hernia.

Please find enclosed blood results and the report on his last chest X-ray. I will send you the results of the haemocultures performed this morning as soon as I receive them.

Thank you for looking after this patient.

Regards

*

Courrier concernant le traitement de substitution d'un patient qui se rend à l'étranger

Cher Vincent,

Je t'adresse Monsieur Charles, 25 ans, pour un traitement de substitution. Comme tu le sais, il prend de l'héroïne depuis cinq ans. Il ne consomme pas d'autres substances.

Il part bientôt à l'étranger pour deux semaines. Il souhaite suivre une cure de désintoxication après son retour.

Je te tiendrai au courant des suites.

Amicalement

Correspondence concerning substitution treatment of a patient going abroad

Dear Vincent

I am referring Mr Charles, 25 years old, for substitution treatment. As you know, he has been taking heroin for five years. He is not taking any other substance.

He is going abroad shortly for two weeks. He hopes to undergo treatment for drug addiction when he returns home.

I will keep you informed.

Regards

*

À UN DENTISTE / *TO A DENTIST*

Cher Collègue,

Je vous remercie de m'avoir adressé Monsieur Vigot, âgé de 50 ans, pour un contrôle dentaire.

Il a eu un examen complet et tout est parfaitement normal.

Je vous serais reconnaissant de bien vouloir me faire parvenir une copie de son compte rendu opératoire.

Bien confraternellement

Dear Colleague

Thank you for referring Mr Vigot, 50 years old, for a dental checkup.

He had a full examination which was completely normal.

I should be grateful if you would forward me a copy of his operation report.

Regards

À UN KINÉSITHÉRAPEUTE / *TO A PHYSIOTHERAPIST*

Monsieur,

Merci de prendre en charge Madame Latour, âgée de 38 ans, qui aura besoin de dix séances de rééducation. Cette patiente s'est fait une entorse du poignet gauche qui est maintenant très sensible et douloureux. Elle est actuellement en arrêt de travail.

Je souhaiterais que vous preniez contact avec moi à la fin de l'avant-dernière séance.

Veuillez agréer, Monsieur, l'expression de mes sentiments distingués.

Sir

Thank you for taking care of Mrs Latour, 38 years old, who will need ten sessions of physiotherapy. This patient sprained her left wrist which is now very sensitive and painful. She is off work at the moment.

I would like you to contact me at the end of the penultimate session.

Yours faithfully

4. D'UN(E) PATIENT(E) *FROM A PATIENT*

AU MÉDECIN / *TO THE DOCTOR*

Pour l'informer d'un changement d'adresse

Monsieur,

Je vous prie de bien vouloir noter qu'à partir du 25 mai 200-, ma nouvelle adresse sera : 11, avenue de Sacks, 75017 Paris.

Veuillez agréer, Monsieur, mes salutations distinguées.

Informing him of a change of address

Dear Sir

I wish to inform you that as from 25 May 200-, my new address will be : 11, avenue de Sacks, 75017 Paris.

Yours faithfully

Communication d'un compte rendu opératoire

Monsieur,

Je vous serais très reconnaissant de bien vouloir me faire parvenir un exemplaire de mon compte rendu opératoire.

J'ai été hospitalisé le 6 mars 1999 dans le service du Professeur Hérault. J'ai subi une cholécystectomie le 7 mars.

Avec mes remerciements, je vous prie d'agréer, Monsieur, l'assurance de mes salutations distinguées.

Requesting a copy of an operation report

Dear Sir

I should be most grateful if you would forward me a copy of my operation report.

I was admitted to Professor Hérault's ward on 6 March 1999. I underwent a cholecystectomy on 7 March.

Yours faithfully

Réponse

Monsieur,

En réponse à votre lettre du.., je vous prie de trouver ci-joint le compte rendu de votre intervention.

Comme vous pourrez le constater, il n'y a pas eu de complications durant l'intervention.

Je vous souhaite un bon rétablissement.

Veuillez agréer, Monsieur, mes salutations distinguées.

Reply

Dear Sir

In reply to your letter dated..., please find enclosed a copy of your operation report.

As you can see, there were no complications during the operation.

I wish you a speedy recovery.

Yours faithfully

Lettre de remerciement 1

Cher Docteur Thibault,

Nous tenons à vous exprimer notre gratitude pour le soutien que vous nous avez apporté au cours de l'hospitalisation de notre petite fille.

Émilie s'est bien rétablie et elle sera bientôt prête à reprendre ses cours à l'école. Elle vous envoie de grosses bises.

Avec nos très sincères remerciements, nous vous prions de croire, Cher Docteur Thibault, à l'assurance de nos salutations distinguées.

Letter of thanks 1

Dear Doctor Thibault

We would like to express our gratitude for your support during our little daughter's stay in hospital.

Emily has made a good recovery and will soon be ready to go back to school. She sends you her love.

Yours sincerely

Lettre de remerciement 2

Cher Docteur Fouquet,

J'aimerais vous remercier des soins excellents que vous m'avez accordés pendant ma récente hospitalisation.

Mes maux de tête ont disparu bien que j'aie encore des nausées de temps en temps. Je suis sûr qu'elles disparaîtront grâce au traitement que vous m'avez prescrit. J'espère reprendre mon travail la semaine prochaine.

Je vous prie de croire, Cher Docteur Fouquet, à l'assurance de mes salutations distinguées.

Letter of thanks 2

Dear Doctor Fouquet

I would like to thank you for the excellent care which I received during my recent stay in hospital.

My headaches have disappeared although I still feel nauseated from time to time. I am sure that with the treatment you prescribed, the nausea will wear off. I hope to go back to work next week.

Yours sincerely

Pour renouveler une ordonnance

Cher Docteur,

Auriez vous l'obligeance de me faire parvenir une nouvelle ordonnance de Fero-grad®.

Je pars bientôt à l'étranger pour trois semaines et j'ai peur de ne pas en avoir assez.

D'après les résultats de mon dernier bilan, mon hémoglobine est toujours basse et je ne veux pas interrompre mon traitement.

Je prendrai contact avec vous dès mon retour.

En vous remerciant à l'avance, je vous prie de croire, Cher Docteur, à l'assurance de mes salutations distinguées.

To renew a prescription

Dear Doctor

Would you kindly renew my prescription for Fero-grad®.

I am going abroad soon for three weeks and I am afraid I will run out of tablets.

According to the results of my last blood test, my haemoglobin is still low and I do not want to stop my treatment.

I shall get in touch with you as soon as I get back.

Yours faithfully

Réponse

Madame,

Veuillez trouver ci-joint l'ordonnance pour le Fero-grad® que vous m'avez demandée ainsi qu'une feuille de soins qu'il vous faudra remplir et envoyer à la Sécurité sociale afin d'être remboursée.

Je vous prie d'agréer, Madame, l'assurance de ma considération distinguée.

Reply

Dear Madam

Please find enclosed the prescription for Fero-grad® which you requested as well as a form which must be filled in and sent to the Social Security in order to be reimbursed.

Yours faithfully

Pour recommander un spécialiste

Cher Docteur Tasset,

Je vous serais très reconnaissante de bien vouloir me recommander un orthopédiste.

J'ai des oignons qui deviennent de plus en plus douloureux. J'ai du mal à trouver des chaussures confortables, ce qui me gêne énormément.

J'aimerais me faire opérer aussitôt que possible.

Vous en remerciant par avance, je vous prie d'agréer, Cher Docteur Tasset, l'assurance de ma considération distinguée.

To recommend a specialist

Dear Doctor Tasset

I should be most grateful if you would recommend an orthopaedic specialist.

I have bunions which are becoming more and more painful. I have a problem finding comfortable shoes which bothers me enormously.

I would like to be operated on as soon as possible.

Yours sincerely

Réponse

Chère Madame Buffet,

En réponse à votre lettre du..., j'ai le plaisir de vous recommander Monsieur Decamps, chirurgien orthopédiste.

Vous trouverez ci-joint l'adresse de son cabinet ainsi que son numéro de téléphone et une lettre de recommandation.

Veuillez vous mettre en contact avec sa secrétaire afin de fixer un rendez-vous.

Je vous serais reconnaissant de bien vouloir me tenir au courant.

Je vous prie de croire, Chère Madame Buffet, à l'assurance de mes salutations distinguées.

Reply

Dear Madam Buffet,

In reply to your letter of..., I am pleased to recommend Mr Decamps, an orthopaedic surgeon.

Please find enclosed the address and telephone number of his surgery as well as a letter of referral.

Please contact his secretary to arrange an appointment.

I should be grateful if you would keep me informed.

Yours sincerely

Pour demander un certificat médical

Cher Docteur Claude,

Je viens juste de constater que le certificat médical que vous m'avez fait ce matin n'a pas été signé.

Vous serait-il possible de le signer et de me le renvoyer par retour du courrier ?

Veuillez trouver ci-joint une enveloppe timbrée à mon adresse.

En vous remerciant par avance, je vous prie d'agréer, Cher Docteur Claude, l'expression de mes salutations distinguées.

To request a medical certificate

Dear Doctor Claude

I have just noticed that the medical certificate which you gave me this morning has not been signed.

Would it be possible for you to sign it and send it back to me by return of post ?

Please find enclosed a stamped addressed envelope.

Yours sincerely

Pour confirmer la date d'une intervention

Monsieur,

Ne parvenant pas à vous joindre par téléphone, je vous serais reconnaissant de bien vouloir me confirmer la date de mon intervention, prévue pour le mois de...

Je vous prie d'agréer, Monsieur, l'assurance de ma considération distinguée.

To confirm the date of an operation

Sir

As I have been unable to contact you by telephone, I should be most grateful if you would confirm the date of my operation scheduled for the month of...

Yours faithfully

Réponse

Monsieur,

En réponse à votre lettre du..., j'ai le plaisir de vous informer que la date prévue de votre intervention est le...

Vous allez recevoir dans les jours qui viennent tous les renseignements nécessaires pour votre hospitalisation.

En attendant de vous accueillir, je vous prie d'agréer, Monsieur, l'assurance de ma considération distinguée.

Reply

Sir

In reply to your letter of..., I am pleased to inform you that your operation is scheduled for the...

You will receive all the details concerning your admission to hospital within the next few days.

I look forward to seeing you.

Yours faithfully

Pour annuler la date d'une intervention

Monsieur,

Je suis au regret de devoir annuler la date prévue de mon intervention en raison d'un voyage d'affaires de mon mari à l'étranger.

Je prendrai contact avec vous dès son retour afin de convenir d'une nouvelle date.

Je tiens à vous présenter mes excuses pour les inconvénients que cela peut causer.

Veuillez agréer, Monsieur, l'expression de mes salutations distinguées.

To cancel the date of an operation

Sir

I am sorry to have to cancel the date scheduled for my operation because of my husband's business trip abroad.

I shall get in touch with you as soon as he returns in order to arrange a new date.

I apologise for any inconvenience this may cause.

Yours faithfully

Pour annuler un rendez-vous

Cher Docteur Fauvet,

Je regrette de vous informer que pour des raisons familiales, je ne peux me rendre à notre rendez-vous, prévu le...

Je vous serais très reconnaissant de bien vouloir me fixer une autre date pour la semaine prochaine.

Je vous présente toutes mes excuses pour tout dérangement causé.

Veuillez agréer, Cher Docteur Fauvet, l'expression de mes salutations distinguées.

To cancel an appointment

Dear Doctor Fauvet

I regret to inform you that because of family reasons, I shall be unable to keep our appointment scheduled for...

I should be most grateful if you would arrange another date for next week.

Please accept my sincere apologies for the inconvenience caused.

Yours sincerely

Réponse

Cher Monsieur Poirot,

Suite à votre lettre du..., je propose un rendez-vous pour le... à... (heure).

Au cas où cela ne vous conviendrait pas, veuillez téléphoner à ma secrétaire au...

Je vous prie d'agréer, Cher Monsieur Poirot, l'assurance de mes salutations distinguées.

Reply

Dear Mr Poirot

In reply to your letter of..., I suggest an appointment for... at... (time).

Should this not be convenient for you, please phone my secretary on...

Yours sincerely

Lettre adressée au médecin de garde avec une demande de HDT (hospitalisation à la demande d'un tiers)

Je soussigné(e), né(e) le..., domicilé(e) à..., demande en ma qualité de..., l'hospitalisation de ma cousine/mon cousin, né(e) le..., domicilé(e) à..., au centre hospitalier de...

Date

Signature du demandeur

Letter addressed to the doctor on duty requesting that a member of his/her family be admitted to a psychiatric hospital

I the undersigned, born on the..., living at..., in my capacity as..., request that my cousin, born on..., living at..., be admitted to... hospital.

Date

Signature

À LA SURVEILLANTE / *TO THE WARD SISTER*

Concernant un objet laissé dans une chambre

Madame,

J'ai été hospitalisée dans votre service du... au..., chambre...

À mon arrivée en maison de convalescence, je me suis rendu compte que j'avais laissé un cardigan dans l'armoire.

Si par hasard un membre de votre équipe le trouve, je vous serais très reconnaissante de bien vouloir me le mettre de côté.

Je passerai le récupérer vendredi prochain.

Je vous prie d'agréer, Madame, l'assurance de mes sentiments les meilleurs.

Concerning an object left behind in a room

Madam

I was admitted to your ward from... to..., room...

When I arrived at the convalescent home I realised that I had left a cardigan in the wardrobe.

If by any chance a member of your staff has come across it, I should be most grateful if you would put it aside for me.

I will call to collect it next Friday.

Yours faithfully

Réponse

Madame,

J'ai bien reçu votre lettre du...

Je suis heureuse de vous faire savoir que votre cardigan m'a été remis le jour de votre départ par la patiente avec qui vous avez partagé la chambre. Je vous le garderai en lieu sûr.

En attendant votre visite, je vous prie d'agréer, Madame, l'assurance de mes sentiments les meilleurs.

Reply

Madam

I received your letter of the...

I am happy to let you know that your cardigan was handed in to me the day you were discharged by the patient with whom you shared the room.

I will keep it safe for you.

Looking forward to seeing you.

Yours faithfully

Lettre de remerciement

Madame,

Je voudrais vous remercier, vous et votre équipe soignante, des soins que vous m'avez prodigués lors de mon hospitalisation dans votre service il y a trois semaines.

Je vous souhaite à toutes et à tous une bonne continuation.

Je vous prie d'agréer, Madame, l'expression de mes sentiments les meilleurs.

Thank you letter

Madam

I would like to thank you and your team most sincerely for the care lavished on me during my stay on your ward three weeks ago.

I wish you all the very best.

Yours faithfully

AU SECRÉTARIAT / *TO THE SECRETARIAT*

Pour des renseignements concernant l'hospitalisation

Monsieur/Madame,

Je serai hospitalisée dans votre clinique du... au... pour une prothèse de la hanche gauche.

Comme je n'ai jamais été hospitalisée, je suis très inquiète.

Je vous serais très reconnaissante de bien vouloir me faire parvenir quelques renseignements sur l'hospitalisation, notamment sur le prix d'une chambre particulière.

Vous en remerciant par avance, je vous prie de croire, Monsieur/Madame, à l'assurance de ma considération distinguée.

For information concerning admission to hospital

Sir/Madam

I shall be admitted to your clinic from... to... for a left hip replacement.

As I have never been admitted to hospital before, I am very worried.

I should be most grateful if you would send me some information concerning the admission procedure, including the cost of a private room.

Yours faithfully

Réponse

Madame,

Nous vous remercions de votre lettre du... concernant votre hospitalisation.

Le jour de votre admission, veuillez vous présenter au bureau des admissions au rez-de-chaussée munie des pièces suivantes :

- une carte Vitale en cours de validité ;
- une carte de votre mutuelle (si vous en avez une) ;
- une pièce d'identité.

Le service d'orthopédie se trouve au deuxième étage et vous devez apporter :

- les résultats de vos examens préopératoires (carte de groupe sanguin, bilans sanguins, radiographies, échographies, électrocardiogramme) ;
- des gants de toilette, des serviettes et des vêtements de nuit.

Le supplément d'une chambre particulière est de... euros par jour.

Si vous voulez d'autres renseignements, n'hésitez pas à nous contacter au...

Nous espérons que vous allez passer un agréable séjour chez nous.

En attendant de vous accueillir, nous vous prions d'agréer, Madame, l'expression de nos salutations distinguées.

Reply

Madam

Thank you for your letter of... concerning your admission to hospital.

On the day of your admission, please go to the Admissions office on the ground floor with the following :

- an up to date health insurance card ;
- a complementary insurance card (if you have one) ;
- an I. D. (identity) card.

The orthopaedic ward is on the second floor and you must bring :

- the results of your preoperative tests (blood group card, blood tests, X-rays, scans, electrocardiogram) ;
- face cloths, towels and night clothes.

The cost of a single room is... euro per day.

If you need further information please do not hesitate to contact us on...

I hope you will enjoy your stay with us.

We look forward to seeing you.

Yours faithfully

Pour réserver une chambre à deux lits

Monsieur/Madame,

Je serai hospitalisée dans le service de Monsieur X à partir du... pendant dix jours.

Je voudrais réserver une chambre à deux lits pendant cette période, afin que mon mari, qui a la maladie de Parkinson, puisse m'accompagner.

Quels sont les frais d'hospitalisation ?

Au cas où vous n'auriez pas de lit disponible, veuillez me le faire savoir le plus tôt possible afin que je puisse prendre d'autres dispositions.

En vous remerciant par avance, je vous prie d'agréer, Monsieur/Madame, l'assurance de mes salutations distinguées.

To book a twin room

Dear Sir/Madam

I shall be admitted to Mr X's ward from... to... for ten days.

I would like to reserve a room with two beds during this period so that my husband, who has Parkinson's disease, can accompany me.

What are the admission fees ?

Should there not be a bed available, please let me know as soon as possible so that I can make other arrangements.

Yours faithfully

Réponse

Madame,

Nous vous remercions de votre lettre du...

Nous avons réservé une chambre à deux lits pour la période du... au..., selon votre demande.

Vous trouverez ci-joint des renseignements sur les frais de séjour que vous avez demandés.

En attendant de vous accueillir, nous vous prions d'agréer, Madame, l'assurance de nos salutations distinguées.

Reply

Madam,

Thank you for your letter of...

We have reserved a twin room for the period... to..., according to your request.

Please find enclosed details on the cost of admission which you requested.

Yours faithfully

À LA CAISSE PRIMAIRE D'ASSURANCE MALADIE (CPAM) / *TO THE SOCIAL SECURITY*

Lettre de réclamation

Monsieur/Madame,

Je tiens à vous signaler que je n'ai pas encore été remboursée des frais occasionnés par un accident de ski en janvier dernier.

Je vous serais reconnaissante de bien vouloir me faire savoir si vous avez bien reçu la feuille de maladie que je vous ai envoyée il y a trois mois.

Dans l'attente d'une réponse favorable, je vous prie d'agréer, Monsieur/Madame, l'assurance de mes salutations distinguées.

Letter of complaint

Sir/Madam

I wish to inform you that I still have not been reimbursed for expenses incurred following a skiing accident last January.

I should be grateful if you would let me know whether you received the form which I sent to you three months ago.

Yours faithfully

Réponse

Madame,

Nous accusons réception de votre lettre du...

Malheureusement certains dossiers, dont le vôtre, avaient été égarés lors d'un déménagement.

Nous avons maintenant retrouvé la feuille en question et le règlement sera effectué dans les plus brefs délais.

Nous vous présentons toutes nos excuses pour cet incident regrettable.

Nous vous prions d'agréer, Madame, l'expression de nos salutations distinguées.

Reply

Madam

We acknowledge receipt of your letter dated...

Unfortunately certain files, including yours, were mislaid during the removal of furniture.

We have now found the form in question and payment will be effected as soon as possible.

We deeply regret this unfortunate incident.

Yours faithfully

À UNE MAISON DE RETRAITE / *TO A RETIREMENT HOME*

Pour demander une place dans une maison de retraite

Monsieur/Madame,

Un membre de votre personnel m'a fait visiter votre maison de retraite en mai dernier lors d'une visite rendue à une amie qui y réside depuis trois ans.

J'ai été très impressionné par l'ambiance et le comportement de votre équipe soignante.

Comme ma situation de famille a récemment changé et que je ne veux plus vivre seul, je souhaiterais vivement être admis dans votre maison.

J'ai quatre-vingt-cinq ans et je suis complètement autonome. Ma femme est décédée il y a deux mois et mes enfants vivent à l'étranger. Je suis diabétique non-insulino-dépendant. Mon diabète est bien équilibré et jusqu'à présent je n'ai pas eu de problèmes. Je ne prends aucun traitement actuellement.

Je vous serais très reconnaissant de bien vouloir me faire savoir quelles sont les formalités d'admission.

Dans l'attente d'une réponse favorable, je vous prie d'agréer, Monsieur/Madame, l'assurance de mes salutations distinguées.

To request a place in a retirement home

Sir/Madam

I was shown around your retirement home last May by a member of your staff when I went to visit a friend who has been living there for the past three years.

I was very impressed by the atmosphere and the attitude of your staff.

As my family situation has changed recently and I no longer wish to live alone, I would like very much to be admitted to your home.

I am eighty-five years old and completely independent. My wife died two months ago and my children live abroad. I am a non-insulin-dependent diabetic. My diabetes is well

controlled and until now I have never had any problems. I am not taking any medication at present.
I should be most grateful if you would consider my request and let me know what the admission formalities are.

Yours faithfully

À UNE AUTRE PATIENTE / *TO ANOTHER PATIENT*

Chère Anne,

Le temps passe à une vitesse incroyable. Cela fait déjà une semaine que je suis rentrée de la maison de convalescence. Tout s'est très bien passé. Le personnel était très accueillant et la nourriture était bonne. Je suis sûre que tu vas y passer un séjour agréable. Téléphone-moi dès que tu seras installée.

Ma fille a accouché d'une fille il y a quelques jours. Comme elle habite en Italie et que je ne suis pas tout à fait rétablie après mon intervention, je ne compte pas aller les voir tout de suite. Malheureusement, son mari doit partir la semaine prochaine aux États-Unis en voyage d'affaires. Il sera absent pendant quelques semaines.

J'ai rendez-vous avec mon chirurgien dans trois jours. Je passerai te voir après. En attendant, si tu as besoin de quoi que ce soit, n'hésite pas à m'appeler.

A bientôt

Je t'embrasse

Dear Anne

Time is simply flying by. One week has already passed since I was discharged from the convalescent home. Everything went off very well. The staff were very welcoming and the food was good. I am sure you will enjoy your stay there. Phone me when you get settled in.

My daughter had a baby girl a few days ago. As she lives in Italy and I have not recovered fully from my operation, I am not planning on going to see them just yet. Unfortunately, her husband has to go to the United States next week on a business trip. He will be away for a few weeks.

I have an appointment with my surgeon in three days' time. I will call to see you afterwards. In the meantime, if you need anything, do not hesitate to call me.

See you soon

Love

Lettre de réclamation

Monsieur le Directeur,

J'ai été hospitalisé dans votre clinique le... dans le service du Professeur Le Carré.

Mon lecteur de CD a été volé pendant mon intervention au bloc opératoire.

Je souhaiterais être indemnisé pour la somme de... euros. Le lecteur de CD a été acheté le... pour un montant de... euros.

Vous trouverez ci-joint le ticket de caisse.

Je vous prie d'agréer, Monsieur le Directeur, l'assurance de ma considération distinguée.

Letter of complaint

Sir

I was admitted to your clinic on the... on Professor Le Carré's ward.

My CD player was stolen while I was in the operating theatre.

I wish to claim compensation to the value of... euro. The CD player was bought on the... for... euro.

Enclosed is the receipt of purchase.

Yours faithfully

Lettre de réclamation

Monsieur le Directeur,

J'ai été hospitalisée dans le service de Monsieur Lanvin pendant trois jours, il y a deux semaines. Bien que j'aie été bien soignée, je n'ai pas pu dormir la nuit à cause d'un membre de l'équipe soignante qui marchait en sabots. Le bruit était insupportable !

Je pense qu'il serait fortement conseillé d'interdire le port des sabots dans votre établissement pour le bien-être et le confort du patient.

Je vous prie d'agréer, Monsieur le Directeur, l'assurance de ma considération distinguée.

Letter of complaint

Sir

I was admitted to Mr Lanvin's ward for three days, two weeks ago. Although I was well looked after, I was unable to sleep at night because of a member of staff who was walking up and down in clogs. The noise was unbearable !

I think it would be strongly advisable to prohibit the wearing of clogs in your establishment for the wellbeing and comfort of the patient.

Yours faithfully

5. D'UN MEMBRE DE LA FAMILLE *FROM A MEMBER OF THE FAMILY*

AU MÉDECIN / *TO THE DOCTOR*

Rendez-vous avec un médecin pour discuter d'un problème de santé d'un patient

Cher Docteur Canivet,

J'aimerais discuter avec vous d'un certain nombre de problèmes concernant mon père, âgé de 93 ans.

Comme vous le savez, il vient de se faire opérer d'une hernie inguinale. Sa sortie est prévue dans cinq jours.

Serait-il possible que je vienne vous voir au cours de la semaine prochaine ?

Veuillez agréer, Cher Docteur Canivet, l'assurance de mes salutations distinguées.

Appointment with a doctor to discuss a patient's health problem

Dear Doctor Canivet

I would like to discuss with you certain problems concerning my father who is 93 years old.

As you know, he has just been operated on for an inguinal hernia. He will be discharged in five days.

Would it be possible to come and see you next week ?

Yours sincerely

Réponse

Cher Monsieur Dupont,

Je vous remercie de votre lettre du...

Je serai heureux de discuter avec vous des problèmes concernant votre père.

Je peux vous proposer un rendez-vous le... à 10 h.

Je vous serais reconnaissant de bien vouloir me faire savoir si cela vous convient.

Veuillez agréer, Cher Monsieur Dupont, l'assurance de mes salutations distinguées.

Reply

Dear Mr Dupont

Thank you for your letter of...

I shall be happy to discuss with you any problems concerning your father.

I suggest an appointment on the... at 10 a.m.

I should be grateful if you would let me know whether this is acceptable.

Yours sincerely

Pour informer un médecin de la mort d'un patient durant sa convalescence

Cher Docteur Millet,

C'est avec beaucoup de peine que je viens vous annoncer le décès de mon mari à la maison de convalescence, suite à une crise cardiaque.

Il faisait des progrès après son intervention et allait bientôt rentrer à la maison. Malheureusement, son état s'est subitement aggravé deux jours avant sa sortie. Malgré les efforts de l'équipe médicale, rien n'a pu le sauver.

Veuillez agréer, Cher Docteur Millet, l'assurance de ma considération distinguée.

To inform a doctor of a patient's death during convalescence

Dear Doctor Millet

It is with great sadness that I write to inform you of my husband's death at the convalescent home following a heart attack.

He was making good progress after his operation and was due to go home soon. Unfortunately, his condition deteriorated suddenly two days before he was due to be discharged. Despite the efforts of the medical team, it was not possible to save him.

Yours sincerely

Réponse

Chère Madame France,

J'ai été profondément touché d'apprendre la disparition soudaine de votre mari.

Je vous adresse, à vous et à votre famille, mes sincères condoléances.

Je vous prie d'accepter, Chère Madame France, l'expression de mes sentiments distingués.

Reply

Dear Mrs France

I was deeply upset to hear about your husband's sudden death.

I would like to express my sincerest sympathy to you and your family.

Yours sincerely

Pour informer un médecin des progrès d'un patient après sa sortie de l'hôpital

Cher Docteur de Bretagne,

Je suis heureuse de vous faire savoir que mon mari va très bien depuis son retour à domicile. Il a bon moral, bon appétit et espère reprendre son travail dans six semaines.

Il ressent une petite douleur de temps en temps quand il se déplace mais il n'a plus besoin de calmants.

Il y a, pourtant, un écoulement de la cicatrice qui est toujours un peu rouge et inflammatoire. L'infirmière à domicile passe tous les jours pour faire le pansement.

Il aura une consultation avec son chirurgien dans dix jours.

Mon mari et ma famille se joignent à moi pour vous remercier de votre soutien lors de son hospitalisation.

Veuillez agréer, Cher Docteur de Bretagne, l'expression de mes salutations distinguées.

To inform a doctor of a patient's progress after his discharge from hospital

Dear Doctor de Bretagne,

I am pleased to let you know that my husband is doing very well since he returned home from hospital. He is in good form, has a good appetite and hopes to return to work in six weeks' time.

He has slight pain on movement now and again, but he no longer requires painkillers.

There is, however, a discharge from the wound which is still somewhat red and inflamed. The district nurse comes every day to change the dressing.

He has an appointment with his surgeon in ten days' time.

My husband, my family and myself, would like to thank you for your support during his stay in hospital.

Yours sincerely

Pour réserver une chambre à deux lits

Monsieur/Madame,

Ma fille, âgée de 8 ans, sera hospitalisée du... au... inclus dans le service de Monsieur Laporte.

Je voudrais réserver une chambre pour deux personnes pendant cette période pour que je puisse rester auprès d'elle.

Auriez-vous l'obligeance de me faire savoir si cela est possible ?

Veuillez agréer, Monsieur/Madame, l'assurance de mes salutations distinguées.

To book a twin room

Sir/Madam

My 8-year-old daughter will be admitted to Mr Laporte's ward from... to... inclusive.

I would like to reserve a twin room during this period so that I can stay with her.

Kindly let me know whether this is possible.

Yours faithfully

Réponse 1

Madame,

Nous vous remercions de votre lettre du...

Nous avons le plaisir de confirmer qu'une chambre a été réservée pour vous pour la période du... au... selon votre demande.

Dans l'attente de vous recevoir, nous vous prions d'agréer, Madame, l'expression de nos salutations distinguées.

Reply 1

Madam

Thank you for your letter of...

We are pleased to confirm that we have booked a room for you from... to... according to your request.

We look forward to seeing you.

Yours faithfully

Réponse 2

Madame,

Nous avons bien reçu votre lettre du... et nous vous en remercions.

Malheureusement toutes les chambres à deux lits sont réservées pour la période du... au...

Nous vous avons donc réservé une chambre particulière avec un lit pliant.

Auriez-vous l'obligeance de nous faire savoir si cet arrangement vous conviendra.

Veuillez agréer, Madame, l'assurance de nos salutations distinguées.

Reply 2

Madam

Thank you for your letter of...

Unfortunately all the rooms with twin beds are booked during the period from... to...

We have, therefore, reserved a private room for you with a folding bed.

Kindly let us know whether this arrangement will suit you.

Yours faithfully

À UNE MAISON DE CONVALESCENCE / *TO A CONVALESCENT HOME*

Pour prolonger un séjour dans une maison de convalescence

Chère Madame,

Ma grand-mère, âgée de 87 ans, vient de subir une intervention du dos.

La surveillante a réservé une place pour elle pour deux semaines, du... au..., dans votre maison de convalescence. Si tout va bien, elle sera admise chez vous le...

Vous serait-il possible de la garder dix jours de plus ?

J'ai trois enfants de moins de douze ans à la maison et mon mari, qui a quelques problèmes de santé, doit être hospitalisé pour des examens médicaux dans quelques jours.

En vous remerciant par avance et dans l'attente d'une réponse favorable, je vous prie d'accepter, Chère Madame, mes salutations distinguées.

To extend a stay in a convalescent home

Dear Madam

My 87-year-old grandmother has just undergone an operation on her back.

The ward sister has reserved a place for her for two weeks, from... to..., at your convalescent home. If everything goes according to plan, she will be admitted to you on...

Would it be possible to keep her in your care for another ten days ?

I have three children at home under the age of twelve and my husband, who has a few health problems, has to be admitted to hospital for medical tests within the next few days.

Yours faithfully

6. D'UN(E) INFIRMIER(IÈRE) *FROM A NURSE*

AU DIRECTEUR / *TO THE DIRECTOR*

Se porter candidate à un poste

Monsieur le Directeur,

J'ai l'honneur de poser ma candidature au poste de surveillante générale qui a fait l'objet d'une annonce dans l'*Infirmier Magazine* du...

Je vous serais reconnaissante de bien vouloir m'envoyer à l'adresse ci-dessus un dossier de candidature, ainsi que des renseignements plus complets sur ce poste.

Vous en remerciant par avance, je vous prie d'agréer, Monsieur le Directeur, l'assurance de ma considération distinguée.

Job application

Sir

I would like to apply for the post of matron as advertised in the *Nursing Times* of...

I should be most grateful if you would forward me an application form as well as further details of this vacancy to the above address.

Yours faithfully

Réponse

Madame,

Suite à votre candidature au poste de surveillante générale dans notre établissement, je vous serais reconnaissant de bien vouloir assister à une entrevue le...

Veuillez contacter ma secrétaire afin de confirmer le rendez-vous.

Veuillez agréer, Madame, l'assurance de mes salutations distinguées.

Reply

Madam

Following your application for the post of matron at our hospital, I should be grateful if you would attend for an interview on the...

Please contact my secretary to confirm the appointment.

Yours faithfully

Réponse positive du directeur

Madame,

Suite à notre entretien du..., nous sommes heureux de vous informer que nous vous offrons le poste de surveillante générale.

Ce poste est pour une durée indéterminée et votre contrat débutera le... à...

Le salaire est de... euros par an.

Nous vous serions reconnaissants de bien vouloir nous faire connaître votre réponse par courrier le... au plus tard.

Veuillez agréer, Madame, nos salutations distinguées.

Positive reply from the director

Madam

Following our interview of the..., we are pleased to inform you that your application for the post of matron has been successful.

This is a permanent post and your contract will begin on... at...

The salary is... euro per annum.

We should be most grateful if you would let us know in writing by... the latest, whether you wish to accept the post.

Yours faithfully

Réponse négative du directeur

Madame,

Suite à notre entretien du..., nous sommes au regret de vous informer que nous ne pouvons donner suite à votre candidature.

Nous vous remercions de l'intérêt que vous avez voulu nous montrer et vous souhaitons tout le succès possible en ce qui concerne votre carrière.

Veuillez agréer, Madame, nos salutations distinguées.

Negative reply from the director

Madam

Following our interview of..., we regret to inform you that your application was unsuccessful.

We thank you for applying for the post and wish you every success in your career.

Yours faithfully

Réponse positive de la candidate

Monsieur le Directeur,

Je vous remercie de votre lettre du... m'offrant le poste de surveillante générale.

J'accepte avec plaisir votre offre.

Je vous prie d'agréer, Monsieur le Directeur, l'assurance de ma considération distinguée.

Positive reply from the candidate

Sir

Thank you for your letter of... offering me the post of matron.

I am pleased to accept your offer.

Yours faithfully

Réponse négative de la candidate

Monsieur le Directeur,

Je vous remercie de votre lettre du... m'offrant le poste de surveillante générale.

Malheureusement, pour des raisons indépendantes de ma volonté, il m'est impossible d'accepter ce poste.

Je regrette vivement les complications que cela pourrait causer.

Je vous prie d'agréer, Monsieur le Directeur, l'assurance de ma considération distinguée.

Negative reply from the candidate

Sir

Thank you for your letter of... offering me the post of matron.

Unfortunately, due to unforseen circumstances, I cannot accept the post.

I regret any inconvenience this may cause.

Yours faithfully

Accident du travail

Lettre recommandée avec accusé de réception

Monsieur le Directeur,

J'ai été victime, mercredi le..., d'un accident qui s'est produit à (heure) en rentrant de mon travail. Je me suis fait renverser par un cycliste à (lieu).

J'ai été transportée à l'hôpital en ambulance.

Une radio de mon bras gauche a montré une fracture du poignet.

Vous trouverez ci-joint un certificat médical.

Je vous prie d'agréer, Monsieur le Directeur, l'assurance de ma considération distinguée.

Industrial injury

Sir

I was involved in an accident, Wednesday the..., at (time) on my way home from work. I was knocked down by a cyclist at (place).

I was taken to hospital by ambulance.

An X-ray of my left arm showed a fractured wrist.

Enclosed is a medical certificate.

Yours faithfully

Prolongation d'un arrêt du travail

Lettre recommandée avec accusé de réception

Monsieur le Directeur,

L'arrêt de travail donc je bénéfice depuis le... doit se terminer le... Cependant, je souhaiterais le prolonger jusqu'au...

Je vous prie d'agréer, Monsieur le Directeur, l'assurance de ma considération distinguée.

Extension of sick leave

Sir

My sick leave, which commenced on the..., is due to terminate on the... However, I would like to extend this leave until the...

Yours faithfully

Absence en raison d'un décès dans la famille

Monsieur le Directeur,

Je voudrais vous informer qu'en raison d'une mort inopinée dans ma famille, je ne pourrai reprendre mon travail le..., comme prévu.

Mes vacances devaient se terminer le... inclus, mais je serai absente jusqu'au...

Veuillez accepter mes sincères excuses.

Je vous prie d'agréer, Monsieur le Directeur, l'assurance de ma considération distinguée.

Absence due to a death in the family

Sir

I wish to inform you that I shall be unable to return to work on the... as scheduled, because of an unexpected death in my family.

My holidays were due to terminate on the... inclusive, but I shall be absent until the...

Please accept my sincere apologies.

Yours faithfully

Déclaration de grossesse

Lettre recommandée avec accusé de réception

Monsieur le Directeur,

J'ai l'honneur de vous informer que je vais cesser de travailler le..., en raison de ma grossesse.

La date présumée de l'accouchement est le... et mon congé de maternité se terminera... semaines après la date de celui-ci.

Veuillez trouver ci-joint un certificat médical.

Je vous prie d'agréer, Monsieur le Directeur, l'assurance de ma considération distinguée.

Notification of pregnancy

Sir

I wish to inform you that I shall terminate my employment on the... because of my pregnancy.

The expected date of delivery is the... and my maternity leave will finish... weeks afterwards.

Please find enclosed a medical certificate.

Yours faithfully

Prolongation de congé de maternité

Monsieur le Directeur,

Je tiens à vous signaler que mon congé de maternité a été prolongé en raison de problèmes de santé à la suite de la naissance de mon fils/ma fille.

Ce congé se terminera le...

Veuillez trouver ci-joint un certificat médical.

Je vous prie d'agréer, Monsieur le Directeur, l'assurance de ma considération distinguée.

Extension of maternity leave

Sir

I wish to inform you that my maternity leave has been extended because of health problems following the birth of my son/daughter.

This leave will terminate on the...

Please find enclosed a medical certificate.

Yours faithfully

Demande de congé parental

Lettre recommandée avec accusé de réception

Monsieur le Directeur,

Je souhaiterais bénéficier d'un congé parental d'un an afin d'élever mon fils/ma fille, né(e) il y a une semaine.

Ce congé se terminera le...

Je vous prie d'agréer, Monsieur le Directeur, l'assurance de ma considération distinguée.

Request for parental leave

Sir

I wish to apply for leave of absence of one year in order to rear my son/daughter, born one week ago.

This leave of absence will terminate on the...

Yours faithfully

Demande de réintégration après un congé parental

Lettre recommandée avec accusé de réception

Monsieur le Directeur,

Je voudrais vous signaler que le congé parental dont je bénéfice depuis la naissance de ma deuxième fils/fille se termine le...

Je reprendrai donc mon travail à partir du...

Veuillez agréer, Monsieur le Directeur, l'assurance de mes salutations distinguées.

Request to return to work after parental leave

Sir

I wish to inform you that the parental leave which I took following the birth of my second son/daughter terminates on the...

I shall be returning to work, therefore, on the...

Yours faithfully

Demande pour travailler à mi-temps

Monsieur,

Je souhaiterais travailler à mi-temps à partir du... pour une période de trois ans, afin de poursuivre des études de musique au Conservatoire de...

Mes études se termineront le...

Vous remerciant par avance et dans l'attente d'une réponse favorable, je vous prie d'agréer, Monsieur, l'expression de mes salutations distinguées.

Request to work part-time

Sir

I would like to work part-time as from the... for a period of three years, in order to study music at... Academy.

My studies will end on the...

I look forward to hearing from you.

Yours faithfully

Demande de congé de formation

Lettre recommandée avec accusé de réception

Monsieur,

Désirant améliorer mes compétences professionnelles, je souhaiterais bénéficier d'un congé de formation afin de suivre un stage d'informatique organisé par (nom et adresse de l'organisme de formation).

Ce stage, qui coûte... euros, débute le... et a une durée de... semaines. Il se déroulera du lundi au mercredi de 9 h à 12 h 30.

Je vous prie d'agréer, Monsieur, l'assurance de ma considération distinguée.

Request for leave of absence

Sir

I wish to apply for leave of absence to attend a computer course in order to further my professional experience.

The course, which costs... euro, is organised by (name and address of company), starts on the... and lasts for... weeks.

Classes take place from Monday to Wednesday from 9 a.m. until 12:30 p.m.

Yours faithfully

Demande de financement de formation

Lettre recommandée avec accusé de réception

Monsieur,

Je suis infirmière au bloc opératoire de l'hôpital de... et souhaite suivre une formation d'infirmière anesthésiste à l'école de...

J'ai passé le concours le... et j'ai été reçue à l'école ci-dessus.

Je vous serais reconnaissante de bien vouloir prendre en charge ma formation qui commence en... et se termine en...

Veuillez trouver ci-joint le dossier de demande de prise en charge dûment rempli, ainsi que les pièces justificatives demandées.

Je vous remercie de bien vouloir prendre ma demande en considération.

Recevez, Monsieur, l'assurance de mes salutations distinguées.

Request for financement of course

Sir

I am a theatre nurse at... hospital and would like to do an anaesthetic course at... school of nursing.

I sat the entrance examination on the... and I have been accepted at the above school.

I should be most grateful if you would finance the course which begins in... and ends in...

Please find enclosed a completed application form as well as the necessary documents.

Yours faithfully

Demande de report de scolarité

Lettre recommandée avec accusé de réception

Monsieur,

Je suis infirmière au bloc opératoire de l'hôpital... et souhaite suivre la formation de panseuse.

J'ai passé le concours d'infirmière de bloc opératoire diplomée d'État (IBODE) le... et je suis admise à l'école de votre établissement.

Cependant, je suis dans l'obligation de reporter la formation au mois de... car mon employeur ne peut assurer financièrement celle qui débute au mois de...

Veuillez trouver ci-joint un certificat de mon employeur qui atteste son incapacité à financer la formation.

En espérant que vous étudierez ma demande, je vous prie d'agréer, Monsieur, l'assurance de mes salutations distinguées.

Request for deferral of course

Sir

I am a theatre nurse at... hospital and wish to do a theatre course.

I sat the entrance examination on the... and I have been accepted at your school. However, I have to postpone the entry date until the month of... as my employer is unable to finance the course which starts in...

Please find enclosed a letter from my employer which states that he is unable to finance the course.

I trust you will consider my request.

Yours faithfully

Demande de congé sabbatique

Monsieur le Directeur,

Je souhaite bénéficier d'un congé sabbatique à compter du... et pour une durée d'un an.

Ce congé prendra fin le...

Je vous prie d'agréer, Monsieur le Directeur, l'assurance de ma considération distinguée.

Request for sabbatical leave

Sir

I wish to apply for a sabbatical year starting from the... until the... inclusive.

Yours faithfully

Demande d'une avance sur salaire

Monsieur le Directeur,

Je vous serais reconnaissant de bien vouloir m'accorder une avance de... euros sur mon salaire du mois de...

Je dois partir à l'étranger afin de rendre visite à mon oncle qui est actuellement hospitalisé.

Vous en remerciant par avance et dans l'attente d'une réponse favorable, je vous prie d'agréer, Monsieur le Directeur, l'expression de ma considération distinguée.

Request for an advance of salary

Sir

I would be most grateful if I could have an advance of salary of... euro for the month of...

I have to go abroad to visit my uncle who is in hospital at the moment.

Yours faithfully

Lettre de démission

Monsieur le Directeur,

J'ai l'honneur de vous informer que, pour des raisons indépendantes de ma volonté, je donne ma démission du poste d'infirmière chef que j'occupe actuellement dans votre hôpital.

Mon préavis de trois mois commencera donc le... et se terminera le... conformément aux dispositions du contrat de travail.

Veuillez agréer, Monsieur le Directeur, mes salutations distinguées.

Letter of resignation

Dear Sir

I wish to inform you that due to circumstances beyond my control, I am resigning from my position as deputy sister which I currently hold at your hospital. I hereby give three months' notice in accordance with my work contract.

My notice begins, therefore, on the... and ends on the...

Yours faithfully

À UNE COLLÈGUE À L'ÉTRANGER / *TO A COLLEAGUE ABROAD*

Lettre à une collègue à l'étranger concernant le transfert d'un patient

Chère Collègue,

Suite à notre conversation téléphonique de ce matin concernant Monsieur Mayo, âgé de 77 ans, je vous confirme que les dispositions pour son transfert à votre centre de rééducation ont été prises. Si tout se passe bien, il devrait arriver chez vous vendredi soir à 22 h. Il sera accompagné par sa femme et son fils.

Comme vous le savez, ce patient était en vacances en France quand il s'est fait renverser par une voiture. Il a subi une fracture du fémur gauche et quelques égratignures à la joue gauche et au coude gauche. Il a été opéré d'une prothèse totale de la hanche il y a cinq jours par Monsieur Martin. Il n'y a pas eu de complications postopératoires.

Il prend du Di-Antalvic® trois fois par jour. Sa cicatrice est propre et il n'y a aucun signe d'inflammation.

Vous trouverez ci-joint l'ordonnance pour des antalgiques, le compte rendu opératoire et des lettres explicatives de la part du chirurgien et du kinésithérapeute.

Merci de le prendre en charge.

Letter to a colleague abroad concerning the transfer of a patient

Dear Colleague

Following our telephone conversation of this morning concerning Mr Mayo, 77 years old, I confirm that arrangements for his transfer to your rehabilitation centre have been completed. If everything goes according to plan, he should arrive at your centre on Friday at 10 p.m. He will be accompanied by his wife and son.

As you know, this patient was hit by a car while he was on holiday in France. He sustained a fracture of the left hip and a few scratches to the left cheek and elbow. He had a total hip replacement performed by Mr Martin, five days ago. There were no postoperative complications.

He takes Di-Antalvic® three times a day. His wound is clean and there is no sign of inflammation.

I enclose the operation report and covering letters from the surgeon and the physiotherapist.

Thank you for taking care of him.

7. D'UN(E) ÉLÈVE INFIRMIER(IÈRE) *FROM A STUDENT NURSE*

AU DIRECTEUR / *TO THE DIRECTOR*

Demande d'emploi

Monsieur,

Je suis élève infirmière en deuxième année. Je souhaiterais travailler en France afin de perfectionner mes connaissances de français.

Je vous serais très reconnaissante de me faire savoir s'il me serait possible de travailler en tant qu'aide-soignante dans votre hôpital pendant les vacances scolaires d'été.

Je peux vous fournir des attestations de mon employeur si besoin.

Je vous prie d'agréer, Monsieur, l'assurance de ma considération distinguée.

Request for employment

Sir

I am a second year student nurse. I would like to work in France in order to improve my knowledge of French.

I should be most grateful if you would let me know whether it would be possible to work as an auxiliary nurse at your hospital during the summer holidays.

I can supply references from my employer if necessary.

Yours faithfully

Réponse positive du directeur

Mademoiselle,

Nous vous remercions de votre lettre du... Nous serons heureux de vous rencontrer pour une entrevue le... à...

Veuillez téléphoner à notre secrétaire au... afin de confirmer votre présence.

En attendant votre visite, veuillez agréer, Mademoiselle, nos salutations distinguées.

Positive reply from the director

Dear Miss Hughes

Thank you for your letter of... We shall be delighted to meet you for an interview on the... at...

Please telephone our secretary on... to confirm your presence.

Yours sincerely

Réponse négative du directeur

Mademoiselle,

Nous vous remercions de votre lettre du...

Nous sommes au regret de vous informer que le personnel de notre établissement est au complet pour la période qui vous intéresse.

Pourtant, nous n'hésiterons pas à vous contacter au cas où un poste se trouverait vacant.

Veuillez agréer, Mademoiselle, nos salutations distinguées.

Negative reply from the director

Dear Miss Hughes

Thank you for your letter of...

We regret to inform you that our hospital is adequately staffed during the period in which you are interested.

However, should a position become vacant, we will not hesitate to contact you.

Yours sincerely

Lettre d'acceptation du directeur

Mademoiselle,

Suite à notre entrevue du..., nous sommes heureux de vous offrir un poste d'aide-soignante pour la période du... au... selon les termes suivants :

- votre date d'entrée sera le...
- votre salaire s'élèvera à... euros par mois, et sera payé mensuellement le dernier vendredi de chaque mois.
- les horaires journaliers seront de 8 h à 15 h avec trois jours de repos par semaine.

Nous vous serions reconnaissants de bien vouloir nous faire connaître votre réponse par courrier le... au plus tard.

Veuillez agréer, Mademoiselle, nos salutations distinguées.

Letter of acceptance from the director

Dear Miss Hughes

Following our interview of... we are delighted to offer you a post as an auxiliary nurse from... to... on the following terms :

- the starting date will be the...
- your salary will be... euro a month and will be paid monthly on the last Friday of every month.
- the normal working hours will be from 8 a.m. until 3 p.m. with three days off per week.

Please confirm in writing by... at the latest whether you agree to accept the position.

Yours sincerely

À SON EMPLOYEUR ACTUEL / *TO HER PRESENT EMPLOYER*

Demande d'une lettre d'attestation

Chère Madame Lapoule,

J'ai sollicité pour les vacances scolaires d'été un emploi d'aide-soignante à l'hôpital de... à Paris et le directeur me demande une attestation.

Je vous serais très reconnaissante de bien vouloir m'en fournir une.

Je vous prie de croire, Chère Madame Lapoule, à l'assurance de mes salutations distinguées.

Request for a reference

Dear Mrs Lapoule

I have applied for a post as an auxiliary nurse at... hospital, in Paris, and the director has asked me for a reference.

I should be most grateful if you would be kind enough to give me one.

Yours sincerely

À LA SURVEILLANTE GÉNÉRALE / *TO THE MATRON*

Demande d'un logement

Chère Madame,

Je vous serais très reconnaissante de bien vouloir me permettre de louer un studio dans le foyer rattaché à l'hôpital, pour la période du... au...

Je suis engagée dans votre établissement à ces dates, en qualité d'aide-soignante.

Dans l'attente d'une réponse favorable, je vous prie d'agréer, Chère Madame, l'assurance de mes sentiments les meilleurs.

Request for accommodation

Dear Madam

I should be most grateful if you would allow me to rent a hospital studio during the period from... to...

I shall be employed in your establishment during those dates, as an auxiliary nurse.

I trust you will consider my request.

Thank you very much.

Yours faithfully

8. D'UN(E) STANDARDISTE *FROM A TELEPHONE OPERATOR*

À SON ANCIEN EMPLOYEUR / *TO HIS FORMER EMPLOYER*

Demande d'une référence

Cher Monsieur Hérault,

J'ai sollicité pour les vacances scolaires d'été un emploi de standardiste à la Clinique... et le directeur me demande le nom d'une personne voulant me recommander.

Je vous serais très reconnaissant de bien vouloir me permettre de donner le vôtre comme référence.

Veuillez agréer, Cher Monsieur Hérault, mes salutations distinguées.

Request for a reference

Dear Mr Hérault

I have applied for the post of telephonist during the summer holidays at the... Clinic and the director has asked me for the name of a referee.

I should be most grateful if you would allow me to put your name forward.

Yours sincerely

Réponse

Cher Monsieur Robert,

J'ai bien reçu votre lettre du... et vous en remercie.

Je suis tout à fait d'accord pour que vous donniez mon nom comme référence.

Je vous souhaite bon courage.

Veuillez agréer, Cher Monsieur Robert, mes salutations distinguées.

Reply

Dear Mr Robert

Thank you for your letter of...

I shall be very pleased to give you a reference.

I wish you every success.

Yours sincerely

AU DIRECTEUR / *TO THE DIRECTOR*

Demande d'un prêt logement de 1 %

Monsieur le Directeur,

Je souhaiterais acquérir une petite maison à la campagne. Ayant travaillé dans votre hôpital depuis trois ans, je me permets de solliciter auprès de vous un prêt logement de 1 % qui m'aiderait financièrement.

Je vous serais reconnaissant de bien vouloir m'indiquer les conditions de ce prêt.

En espérant que vous examinerez ma demande, recevez, Monsieur le Directeur, l'assurance de mes salutations distinguées.

Request for a 1 % housing loan

Dear Sir

I wish to apply for a 1 % housing loan as I would like to buy a little house in the country. I have been working at your hospital for the past three years.

I should be most grateful if you would let me know the conditions of this loan.

I trust you will consider my request.

Yours faithfully

Changement d'agence bancaire

Monsieur le Directeur,

Je voudrais vous informer que j'ai changé d'agence bancaire le...

Veuillez trouver ci-joint un relevé d'identité bancaire (RIB).

Je vous prie de bien vouloir effectuer le virement de mon salaire sur mon nouveau compte à partir du...

Veuillez agréer, Monsieur le Directeur, mes salutations distinguées.

Change of bank

Dear Sir

I wish to inform you that I changed my bank on the...

Please find enclosed the particulars of my bank account.

I would be grateful if my salary could be paid in to my new account as from...

Yours faithfully

AU MÉDECIN / *TO THE DOCTOR*

Demande de certificat médical

Monsieur,

Merci de m'avoir envoyé les résultats de mon bilan de santé.

Je souhaiterais m'inscrire à un cours de judo et il me faudra un certificat médical qui atteste de mon état de santé.

Auriez-vous l'amabilité de me l'envoyer à l'adresse ci-dessus le plus tôt possible ?

Vous en remerciant d'avance, je vous prie d'agréer, Monsieur, l'assurance de mes salutations distinguées.

Request for a medical certificate

Sir

Thank you for sending me the results of my checkup.

I would like to enrol for a judo course and I need a medical certificate to confirm that I am in good health.

Would you be kind enough to send it to the above address as soon as possible ?

Yours faithfully

À LA CAISSE PRIMAIRE D'ASSURANCE MALADIE (CPAM) / *TO THE SOCIAL SECURITY*

Demande de prise en charge à 100 %

Monsieur, Madame,

Ma mère, âgée de 60 ans, domiciliée à..., souffre de la maladie d'Alzheimer et suit un traitement à long terme.

Je souhaiterais que ses frais soient pris en charge à 100 % par votre caisse.

Veuillez trouver ci-joint une photocopie de sa carte Vitale ainsi qu'un certificat médical de son médecin généraliste.

Vous en remerciant par avance et dans l'attente d'une réponse favorable de votre part, je vous prie d'agréer, Monsieur, Madame, l'assurance de mes salutations distinguées.

Request to undertake reimbursement of medical expenses by the Social Security

Dear Sir, Madam

My 60-year-old mother who lives at... suffers from Alzheimer's disease and is having long-term treatment.

I should be most grateful if you would take financial responsibility for her medical expenses.

Please find enclosed a photocopy of her health insurance card and a medical certificate from her general practitioner.

I trust you will consider my request.

Yours faithfully

Demande de bilan de santé gratuit

Monsieur, Madame,

J'aurai 60 ans le mois prochain et je souhaiterais me faire faire un bilan de santé gratuit le plus tôt possible.

Je vous serais reconnaissant de me faire parvenir les adresses des centres médicaux dans mon quartier afin que je puisse me renseigner auprès d'eux.

Vous en remerciant d'avance, je vous prie d'agréer, Monsieur, Madame, l'assurance de mes salutations distinguées.

Request for a free medical checkup

Dear Sir, Madam

I shall be 60 years old next month and would like to have a free medical checkup as soon as possible.

I should be grateful if you would forward me the addresses of the medical centres in my area, so that I can get information from them.

Yours faithfully

9. D'UN DIRECTEUR
FROM A DIRECTOR

À UN INFIRMIER / *TO A NURSE*

Lettre d'avertissement

Lettre recommandée avec accusé de réception

Cher Monsieur Vaillant,

Malgré deux avertissements verbaux, vous continuez à arriver au travail en retard. Ce comportement constitue une infraction à la discipline.

Nous sommes donc obligés de vous adresser cette lettre d'avertissement.

En espérant que vous vous conformerez à nos règlements.

Veuillez agréer, Cher Monsieur Vaillant, nos salutations distinguées.

Letter of warning

Dear Mr Vaillant

Despite two verbal warnings, you continue to arrive late for work. This behaviour constitutes a breach of discipline.

We are, therefore, obliged to send you this letter of warning.

We trust you will conform to our regulations.

Yours sincerely

Demande de Carte de Séjour

Monsieur,

Nous voudrions vous rappeler que votre carte de séjour expire le...

Veuillez adresser, à ma secrétaire, une photocopie du renouvellement de votre titre de séjour dès que vous en aurez fait une.

Nous vous prions d'agréer, Monsieur, nos salutations distinguées.

Request for a residence permit

Dear Sir

We would like to remind you that your residence permit expires on the...

Please give a photocopy to my secretary as soon as you have obtained one.

Yours faithfully

Lettre de licenciement

Lettre recommandée avec accusé de réception

Monsieur,

Suite à notre entretien du..., nous vous informons de notre décision de vous licencier pour les motifs suivants :

- avoir divulgué à la presse des détails médicaux confidentiels sur un personnage haut placé
- avoir fait une photocopie de son compte rendu opératoire avec intention de le vendre à un journal à votre profit personnel.

Vous êtes, bien sûr, tout à fait conscient que vous avez commis une faute professionnelle grave.

Votre contrat de travail prendra donc fin dès réception de cette lettre, sans indemnité compensatrice de préavis ni de licenciement.

Veuillez trouver ci-joint votre salaire pour le mois de... ainsi que l'indemnité de congés payés.

Veuillez agréer, Monsieur, l'expression de nos salutations les meilleures.

Letter of dismissal

Sir

Following our interview of..., we are informing you of our decision to dismiss you because of the following reasons :

- having disclosed to the Press confidential medical details on a VIP
- having photocopied his operation report with the intention of selling it to a newspaper for personal profit.

You are, of course, perfectly aware of the fact that you have commited a serious professional misdemeanour.

Your contract will terminate, therefore, on reception of this letter and you will not receive any compensation or redundancy payment.

Please find enclosed your salary for the month of... including your holiday pay entitlement.

Yours faithfully

10. DU SECRÉTARIAT
FROM THE SECRETARIAT

À UN PATIENT / *TO A PATIENT*

Rendez-vous pour un examen

Monsieur,

En réponse à votre lettre du..., nous avons le plaisir de vous informer que le rendez-vous d'imagerie par résonance magnétique, que vous avez sollicité est fixé au... à...

Le jour de l'examen, vous êtes prié de vous présenter dans le service, au rez-de-chaussée, une demi-heure avant l'examen, muni de l'ordonnance de votre médecin et de votre carte Vitale.

S'il ne vous est pas possible d'honorer ce rendez-vous, veuillez nous en informer le plus tôt possible.

Vous trouverez ci-joint une ordonnance pour le traitement à prendre avant l'examen.

Dans l'attente de vous recevoir, nous vous prions d'agréer, Monsieur, l'assurance de nos salutations distinguées.

Appointment for an examination

Dear Sir

In reply to your letter of..., we are pleased to inform you that the appointment for the magnetic resonance imaging which you asked for, is scheduled for... at...

You are requested to arrive at the department, on the ground floor, half an hour before the examination, with the doctor's prescription and your health insurance card.

If you are unable to keep the appointment, please let us know as soon as possible.

Enclosed is a prescription for the treatment which you must take prior to the examination.

We look forward to seeing you.

Yours faithfully

Rendez-vous pour fixer la date d'hospitalisation

Monsieur,

Vous avez vu en consultation hier Monsieur Lamy qui vous opérera bientôt à la Clinique...

Vous êtes prié de contacter sa secrétaire au... pour fixer la date d'hospitalisation ainsi que le rendez-vous de consultation d'anesthésie. Il vous faudra préciser qu'il s'agit d'une intervention pour... et que vous aurez besoin d'une chambre particulière pour des raisons médicales.

Veuillez trouver ci-joint :

- la liste des choses nécessaires que vous devez apporter ;
- la prescription des examens préopératoires ;
- le questionnaire médical à rapporter, complété, à l'anesthésiste.

Nous restons à votre disposition pour tout complément d'information.

Recevez, Monsieur, nos salutations distinguées.

Appointment to arrange a date for admission to hospital

Dear Sir

You were seen in the outpatients' department yesterday by Mr Lamy, who is going to operate on you soon at the... Clinic.

You are requested to contact his secretary on... to arrange a date for admission and an appointment with the anaesthetist. You must state what you are going to be operated on for and that you require a single room for medical reasons.

Please find enclosed :
- the list of essential items which you must bring ;
- the prescription for the preoperative tests ;
- the medical questionnaire which you must fill in and give to the anaesthetist.

Please do not hesitate to contact us if you need further information.

Yours faithfully

11. DE LA CAISSE PRIMAIRE D'ASSURANCE MALADIE (CPAM)
FROM THE SOCIAL SECURITY

À UN PATIENT / *TO A PATIENT*

Imprimé non-complété

Monsieur,

Afin de donner suite à votre demande, je vous serais reconnaissant de bien vouloir compléter et signer l'imprimé ci-joint et de me le retourner dans les plus brefs délais.

Je vous prie d'agréer, Monsieur, l'expression de mes salutations distinguées.

Uncompleted form

Dear Sir

In order to comply with your request, I should be grateful if you would complete and sign the enclosed form and return it to me as soon as possible.

Yours faithfully

Accusé de réception d'une déclaration d'accident du travail

Lettre recommandée avec accusé de réception

Monsieur,

J'ai bien reçu la déclaration d'accident du travail que vous m'avez adressée.

Une décision concernant votre dossier sera prise dans un délai de trente jours à compter de la date mentionnée ci-dessus, en application de l'article R.441.10 du Code de la Sécurité sociale.

Dans l'attente de cette décision, n'hésitez pas à me contacter si vous voulez de plus amples informations.

Je vous prie d'agréer, Monsieur, l'expression de mes salutations distinguées.

Reception of an industrial injury claim form[1]

Sir

I received the industrial injury claim form which you sent to me.

A decision concerning your case will be made in the thirty days following the above mentioned date, in accordance with article R.441.10 of the Social Security Code.

In the meantime, should you require further information, please do not hesitate to contact me.

Yours faithfully

Remise d'un volet d'un certificat médical envoyé par inadvertance

Monsieur,

Je vous adresse le volet 3 de votre certificat médical, établi par votre médecin traitant à la suite de l'accident dont vous avez été victime. Vous devez conserver ce volet jusqu'à la fin de votre traitement.

Je vous prie d'agréer, Monsieur, l'expression de mes salutations distinguées.

Return of a page of a medical certificate sent by mistake

Sir

I am returning page 3 of your medical certificate which was completed by your doctor following the accident in which you were involved. This page must be kept in your possession until your treatment terminates.

Yours faithfully

---

1. Si vous êtes victime d'un accident du travail, vous devez déclarer l'accident à votre employeur dans les 24 heures qui suivent l'accident. L'employeur doit, dans les 48 heures, le déclarer à la Caisse primaire d'assurance maladie. / If you are the victim of an industrial injury/accident, you must report it to your employer within 24 hours. Your employer must report the injury/accident to the Social Security within 48 hours.

Demande de liste des maladies professionnelles[1]

Monsieur,

Suite à votre lettre du..., je vous prie de trouver ci-joint la liste des maladies professionnelles que vous avez demandée.

Ces maladies sont prises en charge à 100 % par la Caisse primaire d'assurance maladie, sous réserve de certains critères.

Je suis à votre disposition pour tout complément d'information.

Je vous prie d'agréer, Monsieur, l'assurance de mes salutations distinguées.

Request for a list of occupational illnesses

Dear Sir

With reference to your letter of..., please find enclosed the list of occupational illnesses which you requested.

The medical expenses for victims of these illnesses are fully reimbursed by Social Security, subject to certain criteria.

Please do not hesitate to contact me should you require any further information.

Yours faithfully

---

1. L'assuré lui-même doit déclarer sa maladie à la Caisse primaire d'assurance maladie dans les 15 jours, en joignant un certificat médical. L'employeur n'a pas à faire cette déclaration contrairement aux déclarations d'accident du travail. / The victim himself must report the illness within 15 days to the Social Security, enclosing a medical certificate. The employer does not have to make a report as is the case for industrial injury.

DIVERS / *MISCELLANEOUS*

PHRASES UTILES/*USEFUL PHRASES*

Suite à notre entretien/conversation téléphonique du...	Following our telephone conversation of...
Suite à votre lettre du...	With reference to your letter of...
J'ai l'honneur de vous adresser	I am pleased to submit
J'accuse réception de votre lettre du...	I received your letter of...
Nous avons le plaisir de confirmer	We are pleased to confirm
Nous avons le plaisir de vous informer	We are pleased to inform you
Nous regrettons/sommes au regret de vous informer	We regret to inform you
Je vous serais reconnaissant(e) de bien vouloir faire suivre	I should be grateful if you would forward
Je vous saurais gré de bien vouloir	I would be obliged if you could
Auriez-vous l'obligeance de	Would you be kind enough to...
Veuillez me faire savoir par retour du courrier si	Please let me know by return of post if
Veuillez me faire parvenir	Please forward
Veuillez contacter	Please contact
Veuillez répondre dans les plus brefs délais	Please reply as soon as possible
Merci de m'avoir prévenu(e) de	Thank you for having told me about
Je tiens à vous remercier de /Je vous remercie de/pour	Thank you for
Transmettez, je vous prie, mes sincères remerciements à	Please give my sincere thanks to
Avec tous mes remerciements	With many thanks
J'aimerais exprimer ma sincère gratitude à... pour...	I should like to express my sincere thanks to... for...
Veuillez trouver ci-joint une photocopie de	Please find enclosed a photocopy of
Dans l'attente de vos nouvelles	Looking forward to hearing from you
Dans l'attente d'une réponse rapide/favorable de votre part	We look forward to an early/satisfactory reply

Au cas où cela ne vous conviendrait pas	Should this not be convenient for you
Je tiens à vous présenter mes excuses	I wish to apologise for
Vous êtes prié(e) de	You are requested to

VOCABULAIRE/*VOCABULARY*

A

À côté de/auprès de	Beside
À l'avance/au préalable	Beforehand
Abaisse-langue *n. m.*	Tongue depressor/spatula
Abcès *n. m.*	Abscess
Abdomen *n. m.* /ventre *n. m.*	Abdomen
Abîmé(e)	Damaged
Abîmer	Damage (to)
Absorber	Absorb (to)
Abuser de	Abuse (to)
Accélérer	Accelerate (to)
Accès *n. m.*	Bout/attack
Accident *n. m.*	Accident
Accouchement *n. m.*	Delivery/childbirth
Acidose *n. f.*	Acidosis
Acné *n. f.*	Acne
Acouphène *n. m.*	Tinnitus
Adénome *n. m.*	Adenoma
Adhérence *n. f.*	Adhesion
Adresse *n. f.*	Address
Agglutination *n. f.*	Agglutination
Agiter/secouer	Shake (to)
Agrafer	Staple (to)
Agrafeuse *n. f.*	Stapler
Aide *n. m.* / *n. f.* puéricultrice	Paediatric nurse's assistant
Aigu, aiguë	Acute
Aimant *n. m.*	Magnet
Aléatoire	Uncertain
Alèse *n. f.*	Drawsheet
Allergie *n. f.*	Allergy
Amélioration *n. f.*	Improvement
Améliorer (s')	Improve (to)
Amer, amère	Bitter

Ampoule *n. f.* /cloque *n. f.* /bulle *n. f.*	Blister/bulla
Amputation *n. f.*	Amputation
Amygdale *n. f.*	Tonsil
Amygdalectomie *n. f.*	Tonsillectomy
Analgésie *n. f.*	Analgesia
Analgésique	Analgesic
Analyse *n. f.* d'urine	Urinalysis
Analyse *n. f.* de sang	Blood test
Anastomose *n. f.*	Anastomosis
Anémie *n. f.*	Anaemia
Anesthésie *n. f.*	Anaesthetic
Anesthésiste *n. m.* / *n. f.*	Anaesthetist
Anévrisme *n. m.*	Aneurism
Angine *n. f.* /avoir mal à la gorge	Sore throat/to have a sore throat
Angine *n. f.* de poitrine	Angina pectoris
Angoissé(e)	Distressed
Ankylose *n. f.*	Ankylosis
Année *n. f.* sabbatique	Sabbatical year
Annulation *n. f.*	Cancellation
Anomalie *n. f.*	Abnormality
Anorexie *n. f.* mentale	Anorexia nervosa
Anormal(e)	Abnormal
Antibiotique *n. m.*	Antibiobic
Anticoagulant *n. m.*	Anticoagulant
Anticorps *n. m.*	Antibody
Antidote *n. m.*	Antidote
Antigène *n. m.*	Antigen
Antihistaminique *n. m.*	Antihistamine
Anurie *n. f.*	Anuria
Anus *n. m.*	Anus
Anxieux, - ieuse	Anxious
Apgar (score d')	Apgar score
Aphasie *n. f.*	Aphasia
Apnée *n. f.*	Apnoea
Aponévrosite *n. f.*	Aponeurositis

VOCABULAIRE/VOCABULARY

Appel *n. m.* /appeler	Call/to call
Appendice *n. m.*	Appendix
Appendicite *n. f.*	Appendicitis
Armoire *n. f.* à pharmacie	Medicine cupboard
Arracher une dent	Extract (to) a tooth
Arriéré(e)	Backward/retarded
Artère *n. f.*	Artery
Artérite *n. f.*	Arteritis
Arthroscopie *n. f.*	Arthroscopy
Arthrose *n. f.*	Osteoarthritis
Articulation *n. f.*	Joint
Articulation *n. f.* du doigt	Knuckle
Arythmie *n. f.*	Arrhythmia
Ascenseur *n. m.*	Lift
Ascite *n. f.*	Ascites
Asepsie *n. f.*	Asepsis
Asphyxie *n. f.*	Asphyxia
Asseoir	Sit somebody up/down (to)
Assurance *n. f.* maladie	Health insurance
Assurer	Ensure (to)
Asthme *n. m.*	Asthma
Atrophie *n. f.*	Atrophy
Attaque *n. f.*	Stroke
Attelle *n. f.* /éclisse *n. f.*	Splint
Augmenter	Augment/increase (to)
Autopsie *n. f.*	Post-mortem
Auxiliaire *n. m.* / *n. f.* médical(e)	Paramedic
Avaler	Swallow (to)
Avance *n. f.* sur salaire	Advance of salary
Avantages *m. pl.* sociaux	Welfare benefits
Avis *n. m.*	Opinion
Avoir des haut-le-cœur	Retch (to)
Avoir des renvois	Wind/gas (to have)
Avoir le nez pris	Stuffed up (to have a) nose
Avoir les yeux injectés de sang	Bloodshot (to have) eyes

Avoir des kilos en trop/un surpoids	Overweight (to be)
Avortement *n. m.*	Abortion

B

Bactérie *n. f.*	Bacterium (pl. : bacteria)
Badigeonner	Paint (to)
Bâiller	Yawn (to)
Ballonné(e)	Bloated/distended
Ballonnement *n. m.*	Feeling of distension
Bande *n. f.*	Bandage
Bande *n. f.* Velpeau®	Crêpe bandage
Banque *n. f.* du sang	Blood bank
Bassin *n. m.*	Pelvis
Béant(e)	Gaping
Bec-de-lièvre *n. m.*	Harelip
Bégayer	Stammer (to)
Bien portant(e) /en bonne santé	Healthy
Bilan *n. m.* de santé/examen *n. m.* médical	Checkup
Bile *n. f.*	Bile
Bilirubine *n. f.*	Bilirubin
Biliverdine *n. f.*	Biliverdin
Biopsie *n. f.*	Biopsy
Bip *n. m.*	Bleep
Bistouri *n. m.*	Bistoury
Blakemore (sonde de)	Blakemore tube
Blennorragie *n. f.*	Gonorrhoea
Blesser/léser	Injure (to)
Blessure *n. f.*	Injury
Bleu *n. m.* /ecchymose *n. f.*	Bruise/ecchymosis
Boire	Drink (to)
Boiteux, - euse/boiter	Lame/to limp
Bouche *n. f.*	Mouth
Bouffée *n. f.* de chaleur	Hot flush
Bouleverser/déranger	Upset (to)

Boursouflure *n. f.*	Puffiness
Bouteille *n. f.* d'oxygène	Oxygen cylinder
Bouton *n. m.* de fièvre	Cold sore
Bracelet *n. m.* d'identification	Bracelet (identity)
Bradycardie *n. f.*	Bradycardia
Bras *n. m.*	Arm
Bronche *n. f.*	Bronchus
Bronchiectasie *n. f.*	Bronchiectasis
Bronchiole *n. f.*	Bronchiole
Bronchiolite *n. f.*	Bronchiolitis
Bronchite *n. f.*	Bronchitis
Bronchoscope *n. m.*	Bronchoscope
Bronchoscopie *n. f.*	Bronchoscopy
Bronchospasme *n. m.*	Bronchospasm
Bruit *n. m.*	Bruit/murmur
Brûlure *n. f.*	Burn
Bureau *n. m.* des infirmiers	Nurses' station
Bursite *n. f.*	Bursitis
But *n. m.* non lucratif (à)	Non-profit making

C

Cabinet *n. m.* médical	Surgery/medical practice
Cadavre *n. m.* /corps *n. m.*	Corpse/body
Caillot *n. m.*	Clot
Calcification *n. f.*	Calcification
Calcul *n. m.* biliaire	Bile stone
Caleçon *n. m.* /slip *n. m.*	Underpants
Calendrier *n. m.*	Calendar
Calmant *n. m.* /sédatif *n. m.*	Painkiller/sedative
Calmer/apaiser	Soothe (to)
Canal *n. m.* biliaire	Bile duct
Canal *n. m.* carpien, syndrome du	Carpal tunnel syndrome
Cancer *n. m.*	Cancer
Cancérigène	Carcinogenic
Caoutchouc *n. m.*	Rubber
Capillaire *n. m.*	Capillary

Carence *n. f.*	Deficiency
Carence *n. f.* en vitamines	Vitamin deficiency
Carie *n. f.*	Caries
Carotide *n. f.*	Carotid
Carte *n. f.* de groupe sanguin	Blood group card
Cartilage *n. m.*	Cartilage
Cassé(e)	Broken
Casser	Break (to)
Cataracte *n. f.*	Cataract
Cathéter *n. m.*	Catheter
Cautériser	Cauterise (to)
Cécité *n. f.*	Blindness
Centre *n. m.* d'assistance sociale	Welfare centre
Centre *n. m.* de réadaptation	Rehabilitation centre
Cerclage *n. m.*	Cerclage
Certificat *n. m.*	Certificate
Césarienne *n. f.*	Caesarean (section)
Chagrin *n. m.*	Grief
Chair *n. f.*	Flesh
Chaise *n. f.* percée	Commode
Chaud(e)	Warm
Chevet *n. m.*	Bedside
Cheveux *m. pl.* /poil *n. m.*	Hair
Cheville *n. f.*	Ankle
Chimiothérapie *n. f.*	Chemotherapy
Chirurgie *n. f.*	Surgery
Chirurgie *n. f.* dentaire	Dental surgery
Chirurgie *n. f.* esthétique	Cosmetic surgery
Chirurgie *n. f.* réparatrice	Reconstructive surgery
Choc *n. m.* /être en état de choc	Shock/to be in a state of shock
Cholécystite *n. f.*	Cholecystitis
Chute *n. f.* /tomber	Fall/to fall
Cicatrice *n. f.*	Scar
Cicatrisation *n. f.*	Healing
Cil *n. m.*	Eyelash

Cirrhose *n. f.*	Cirrhosis
Clavicule *n. f.*	Clavicle (collarbone)
Clef *n. f.* /clé *n. f.*	Key
Cliché *n. m.*	Negative (photo)
Coagulation *n. f.*	Coagulation
Coaguler	Coagulate (to)
Coelioscopie *n. f.*	Laparoscopy
Cœur *n. m.*	Heart
Col *n. m.* de l'utérus	Cervix
Col *n. m.* du fémur	Neck of femur
Colectomie *n. f.*	Colectomy
Colique *n. f.* hépatique	Biliary colic
Colique *n. f.* néphrétique	Renal colic
Collutoire *n. m.* (en spray)	Throat spray
Collyre *n. m.*	Eye lotion
Côlon *n. m.*	Colon (large intestine)
Coloscopie *n. f.*	Colonoscopy
Colostomie *n. f.* /anus *n. m.* artificiel	Colostomy
Coma *n. m.*	Coma
Comateux, - euse	Comatose
Commencer	Begin (to)
Comportement *n. m.*	Behaviour
Compresse *n. f.*	Compress
Comprimé *n. m.* /cachet *n. m.*	Tablet
Compte-gouttes *n. m.*	Dropper
Congé *n. m.* de maladie	Sick leave
Conseil *n. m.*	Advice
Conserver à l'abri de la lumière/de l'humidité	Store in a dark/dry place
Constipation *n. f.*	Constipation
Contaminer/infecter	Contaminate/infect (to)
Contraception *n. f.*	Contraception
Contraction *n. f.*	Contraction
Contusion *n. f.* /bleu *n. m.* /ecchymose *n. f.*	Bruise

Convulsion *n. f.*	Convulsion
Coproculture *n. f.*	Bacteriological culture of the faeces
Coqueluche *n. f.*	Whooping cough/pertussis
Cor *n. m.* au pied	Corn
Cordon *n. m.* ombilical	Umbilical cord
Corps *n. m.* étranger	Foreign body
Corps nm	Body
Côte *n. f.*	Rib
Coton *n. m.* hydrophile	Cotton wool
Cou *n. m.*	Neck
Couche *n. f.*	Nappy
Coude *n. m.*	Elbow
Coup *n. m.* de couteau	Stab wound
Coup *n. m.* de soleil	Sunburn
Coup *n. m.* du lapin	Whiplash injury
Couper	Sever/cut (to)
Courbe *n. f.*	Curve
Courir	Run (to)
Couronne *n. f.*	Crown
Courrier *n. m.*	Mail
Couverture *n. f.*	Blanket
Couveuse *n. f.*	Incubator
Crachat *n. m.*	Spittle/sputum
Cracher	Expectorate/spit (to)
Crachoir *n. m.*	Spittoon/sputum pot
Crampe *n. f.*	Cramp
Crâne *n. m.*	Skull
Crème *n. f.*	Cream
Crevasse *n. f.*	Crack/fissure
Crier	Shout (to)
Crise *n. f.*	Fit/attack
Crise *n. f.* cardiaque	Heart attack
Crise *n. f.* d'asthme	Asthmatic attack
Cristallin *n. m.*	Lens

Croûte *n. f.*	Scab
Cru(e)	Raw
Cuillère *n. f.*	Spoon
Cuillerée *n. f.*	Spoonful
Cuisse *n. f.*	Thigh
Cure *n. f.*	Repair
Cyanose *n. f.*	Cyanosis
Cystectomie *n. f.*	Cystectomy
Cystite *n. f.*	Cystitis
Cystocèle *n. f.*	Cystocele
Cystoscope *n. m.*	Cystoscope
Cystoscopie *n. f.*	Cystoscopy
Cytologie *n. f.*	Cytology

D

Date *n. f.* de péremption	Expiry date
Déambulateur *n. m.*	Zimmer® aid/walking frame
Déballer	Unpack (to)
Débit *n. m.*	Flow/output
Débit *n. m.* urinaire	Urinary output
Déchiré(e)	Torn
Déchirure *n. f.*	Laceration
Décollement *n. m.* de la rétine	Detachment of the retina
Décompensation *n. f.*	Decompensation
Découvert *n. m.* /avoir un découvert (à la banque)	Overdraft/to have an overdraft
Découvrir	Discover (to)
Défaillance *n. f.* cardiaque	Heart failure
Défibrillateur *n. m.*	Defibrillator
Défibrillation *n. f.*	Defibrillation
Déficience *n. f.*	Deficiency
Déformation *n. f.*	Deformity
Dégénérescence *n. f.*	Degeneration
Délinquance *n. f.* juvénile	Juvenile delinquency
Délirer	Rave (to)
Délivrer	Deliver (to)

Démangeaison *n. f.* /démanger	Itch/to itch
Démence *n. f.* sénile	Senile dementia
Dent *n. f.*	Tooth
Dent *n. f.* de sagesse	Wisdom tooth
Dentier *n. m.*	Denture
Dentiste *n. m.* / *n. f.*	Dentist
Dépanner	Help out (to)
Déprimé(e)	Depressed
Derme *n. m.*	Dermis
Désenfler	Become less swollen/go down (to)
Déséquilibré(e) *n. m.* / *n. f.*	Unbalanced or mentally disturbed person
Déshabiller (se)	Undress (to)
Déshydratation *n. f.*	Dehydration
Déshydrater	Dehydrate (to)
Désinfectant(e)	Disinfectant
Désinfecter	Disinfect (to)
Désinfection *n. f.*	Disinfection
Désorientation *n. f.*	Disorientation
Diabète *n. m.*	Diabetes
Diabétique *n. m.* / *n. f.*	Diabetic
Dialyse *n. f.*	Dialysis
Dialyse *n. f.* péritonéale	Peritoneal dialysis
Diarrhée *n. f.*	Diarrhoea
Diminuer	Decrease (to)
Disloqué(e)	Dislocated
Disponible	Available
Dissoudre	Dissolve (to)
DIU : Dispositif *n. m.* intra-utérin/(stérilet *n. m.*)	IUD : Intra-uterine (contraceptive) device/(coil)
Diurèse *n. f.*	Diuresis
Doigt *n. m.*	Finger
Doigtier *n. m.*	Fingerstall
Dormir	Sleep (to)
Dos *n. m.*	Back

Dose *n. f.*	Dose
Douglas (cul-de-sac *n. m.* de)	Pouch of Douglas
Douleur *n. f.*, maux m. pl.	Pain/pains
Douloureux, - euse	Painful/sore
Drainage *n. m.* postural	Postural drainage
Duodénum *n. m.*	Duodenum
Dur(e)	Hard
Dure-mère *n. f.*	Dura mater
Dyslexie *n. f.*	Dyslexia
Dysménorrhée *n. f.*	Dysmenorrhoea
Dyspepsie *n. f.*	Indigestion
Dysphagie *n. f.*	Dysphagia
Dysurie *n. f.*	Dysuria

E

Échantillon *n. m.*	Sample
Écharde *n. f.*	Splinter
Écharpe *n. f.*	Sling
Échelle *n. f.* des salaires/traitements	Salary scale
Échographie *n. f.*	Scan (ultrasound)
Éclabousser de sang	Splatter (to) with blood
Éclampsie *n. f.*	Eclampsia
Écorchure *n. f.* /écorcher	Graze/to graze
Écoulement *n. m.*	Discharge
Écouvillon *n. m.*	Swab
Eczéma *n. m.*	Eczema
Édenté(e)	Toothless
Édredon *n. m.* /couette *n. f.*	Eiderdown/continental quilt
Effervescent(e)	Effervescent
Effort *n. m.* /faire un effort pour faire quelque chose	Effort/to make an effort to do something
Égratignure *n. f.* /éraflure *n. f.*	Scrape/scratch
Élancer (faire mal à, « ça m'élance »)	Have (to) shooting pain
Électrocardiogramme *n. m.* (ECG)	Electrocardiogram (ECG)
Électrode *n. f.*	Electrode

Emballer	Pack/wrap up
Embolie *n. f.*	Embolism
Embolie *n. f.* amniotique	Amniotic fluid embolism
Embolie *n. f.* pulmonaire	Pulmonary embolism
Empêcher	Prevent (to)
Emphysème *n. m.*	Emphysema
Empirer/se détériorer	Worsen (to)/deteriorate
Emploi *n. m.* du temps	Timetable
En phase terminale	Terminally ill
Enceinte	Pregnant
Encéphalite *n. f.*	Encephalitis
Encourager	Encourage (to)
Endocardite *n. f.*	Endocarditis
Endométriose *n. f.*	Endometriosis
Endommager	Damage (to)
Endormi(e)	Asleep
Enflé(e)	Swollen
Enflure *n. f.*	Swelling
Engelure *n. f.*	Chilblain
Engourdi(e)	Numb
Engourdissement *n. m.*	Numbness
Enlever	Remove (to)
Ennuyeux, - euse	Boring
Enragé(e)	Rabid
Enterrement *n. m.*	Burial
Entonnoir *n. m.*	Funnel
Entorse *n. f.* /foulure *n. f.*	Sprain
Entraîner	Lead (to) to
Entrée *n. f.*	Admission
Entrevue *n. f.*	Interview
Énurésie *n. f.*	Enuresis
Enveloppe *n. f.*	Envelope
Envoyer	Send (to)
Épanchement *n. m.*	Effusion
Épaule *n. f.*	Shoulder

Épidémie *n. f.*	Epidemic
Épileptique *n. m.* / *n. f.*	Epileptic
Épingle *n. f.* de sûreté	Safety pin
Épisiotomie *n. f.*	Episiotomy
Épistaxis *n. f.* (saignement de nez)	Epistaxis (nosebleed)
Épreuve *n. f.* au bleu	Blue test
Épreuve *n. f.* d'effort	Stress test
Épuisé(e)	Exhausted
Erreur *n. f.* /faute *n. f.* /par inadvertance	Mistake/by mistake
Érythème *n. m.* fessier	Nappy rash
Escarre *n. f.*	Pressure sore/decubitus ulcer/bedsore
Essoufflé(e)	Breathless
Estomac *n. m.*	Stomach
Étanchéité *n. f.* à l'eau/à l'air	Watertightness/airtightness
État *n. m.* dépressif	Depressed state
Éternuer	Sneeze (to)
Étiquette *n. f.* /étiqueter	Label/to label
Étouffer	Choke(to)
Étrangler	Strangle (to)
Évanouir (s')	Faint/pass out (to)
Éventration *n. f.* (protrusion de viscères abdominaux hors de l'abdomen, à travers la paroi abdominale)	Eventration (protrusion of the bowel through the abdomen)
Examen *n. m.*	Examination
Examen *n. m.* radioscopique	X-ray examination
Examiner	Examine (to)
Exigeant(e)	Demanding
Expectoration *n. f.*	Expectoration
Expiration *n. f.*	Expiry
Expliquer	Explain (to)
Extrasystole *n. f.*	Ectopic beat

F

Face *n. f.* /visage *n. m.*	Face

Fâcher (se)	Lose (to) one's temper
Faciès *n. m.*	Facies
Facture *n. f.*	Bill
Faible	Feeble/weak
Faiblesse *n. f.*	Weakness
Faim *n. f.* /avoir faim	Hunger/to be hungry
Faire la toilette d'un mort	Layout (to) a body
Faisceau *n. m.* de His	Bundle of His
Falsifier	Falsify (to)
Fatigue *n. f.* /épuisement *n. m.*	Fatigue/exhaustion
Fatigué(e)	Tired
Fausse *n. f.* couche	Miscarriage/spontaneous abortion
Fausse *n. f.* route/faire fausse route	False passage/to go (down) the wrong way
Fauteuil *n. m.*	Armchair
Fébrile	Febrile
Fécalome *n. m.*	Faecaloma
Femme *n. f.* de ménage	Domestic help/cleaning lady
Fémur *n. m.*	Femur
Fermer	Shut/close (to)
Fesse *n. f.*	Buttock
Fibre *n. f.*	Fibre
Fibrome *n. m.*	Fibroid
Fiche *n. f.* de paye	Payslip
Fièvre *n. f.*	Fever
Fièvre *n. f.* jaune	Yellow fever
Filtrer	Filter (to)
Finir/terminer	Finish/terminate (to)
Fissure *n. f.*	Fissure
Fistule *n. f.*	Fistula
Flatulence *n. f.*	Flatulence/wind
Fœtus *n. m.*	Foetus
Foie *n. m.*	Liver
Fond *n. m.* d'œil (examen de)	Funduscopic examination

Formalités *f. pl.* administratives	Administrative formalities/procedures
Foulé(e)	Sprained
Foulure *n. f.*	Sprain
Four *n. m.*	Oven
Fourchette *n. f.*	Fork
Fourgon *n. m.* mortuaire	Hearse
Fracture *n. f.*	Fracture
Fragile/délicat(e)	Fragile/delicate
Fréquence *n. f.* cardiaque	Heart rate
Frileux, - euse	Chilly
Frisson *n. m.*	Chill
Frissonner/frémir/trembler	Quiver/tremble (to)
Front *n. m.*	Forehead
Frotter/frictionner	Rub (to)
Frottis *n. m.* cervical	Cervical smear
Fugue *n. f.* /faire une –	Running away/to run away
Fuite *n. f.* /fuir	Leak/to leak
Fulgurant(e)	Fulgurating
Fumer	Smoke (to)
Furoncle *n. m.*	Boil

G

Gagner/toucher (de l'argent/salaire)	Earn (to) (money/salary)
Gaine *n. f.*	Girdle
Gale *n. f.*	Scabies
Ganglion *n. m.*	Ganglion
Gangrène *n. f.*	Gangrene
Gangreneux, - euse	Gangrenous
Gant *n. m.*	Glove
Garder	Keep (to)
Gargariser (se)	Gargle (to)
Gargouiller (intestins)	Rumble (to) (intestines)
Garniture *n. f.* périodique	Sanitary towel
Garrot *n. m.* (poser un – à quelqu'un)	Tourniquet (to apply a – to somebody)

Gastrite *n. f.*	Gastritis
Gastroentérite *n. f.*	Gastroenteritis
Gaucher, -ère *n. m. / n. f.*	Left-handed person
Gaz *m. pl.* /avoir des gaz	Wind/to have wind
Gaze *n. f.*	Gauze
Gel *n. m.*	Gel
Gélule *n. f.*	Capsule
Gelure *n. f.*	Frostbite
Gémellaire (grossesse *n. f.*)	Twin (pregnancy)
Gémir	Groan (to)
Gênant(e)	Bothersome
Gencive *n. f.*	Gum
Gène *n. m.* dominant/récessif	Dominant/recessive gene
Gêner	Bother/put out (to)
Genou *n. m.*	Knee
Genouillère *n. f.*	Knee support
Gercer/avoir les mains/les lèvres gercées	Crack (to)/to have cracked hands/lips
Gerçure *n. f.*	Crack
Gérer	Manage/handle/control (to)
Gériatrie *n. f.*	Geriatrics
Gériatrique	Geriatric
Germe *n. m.* /microbe *n. m.*	Germ/microbe
Geste *n. m.*	Gesture/act
Gingivite *n. f.* (inflammation des gencives)	Gingivitis (inflammation of the gums)
Glace *n. f.*	Ice
Glaçon *n. m.*	Ice cube
Glaire *n. f.*	Phlegm
Glaire *n. f.* cervicale	Cervical mucus
Glande *n. f.*	Gland
Glaucome *n. m.*	Glaucoma
Glisser	Slip (to)
Globe *n. m.* vésical	Palpable bladder
Globules *m. pl.* rouges/blancs	Red/white corpuscles

Glossite *n. f.*	Glossitis
Glotte *n. f.*	Glottis
Glycémie *n. f.*	Glycaemia
Glycosurie *n. f.*	Glycosuria
Gobelet *n. m.*	Beaker
Goitre *n. m.*	Goitre
Gomme *n. f.*	Eraser/rubber
Gommer	Erase/rub out (to)
Gonflé(e)/ballonné(e)	Bloated/swollen/distended
Gonfler	Swell/distend (to)
Gorge *n. f.*	Throat
Goutte *n. f.*	Drop
Goutte-à-goutte *n. m.* /perfusion *n. f.*	Drip/intravenous infusion
Grain *n. m.* de beauté	Beauty spot/mole
Graisse *n. f.* /gras *n. m.*	Fat
Gratter	Scratch (to)
Greffe *n. f.*	Transplant
Greffe *n. f.* de peau	Skin graft
Greffe *n. f.* du cœur	Heart transplant
Greffer	Graft (to)
Grippe *n. f.*	Flu (influenza)
Grognon, - onne	Grumpy
Grossesse *n. f.*	Pregnancy
Grossesse *n. f.* à risque	High-risk pregnancy
Grossesse *n. f.* extra-utérine	Ectopic pregnancy
Grosseur *n. f.* /bosse *n. f.*	Lump
Grossir	Put (to) on weight
Groupe *n. m.* sanguin	Blood group
Guérir	Cure/make better (to)
Guérison *n. f.* /rétablissement *n. m.*	Recovery
Gueule *n. f.* de bois	Hangover
Guthrie (test de)	Guthrie test
Gynécologie *n. f.*	Gynaecology
Gynécologue *n. m.* / *n. f.*	Gynaecologist

Gynécomastie *n. f.*	Gynaecomastia
Gypsotomie *n. f.*	Cutting off a plaster splint

H

Habiller (s')	Dress oneself (to)
Haleine *n. f.*	Breath
Haleter	Pant (to)
Hallucination *n. f.*	Hallucination
Hanche *n. f.*	Hip
Handicapé(e) mental(e)	Mentally handicapped
Haptonomie *n. f.*	Communication with a foetus through sensory stimulation
Haricot *n. m.*	Kidney dish
Hématémèse *n. f.*	Haematemesis
Hématémèse *n. f.* de sang noir	Coffee-ground vomit
Hématie *n. f.*	Erythrocyte/red blood cell
Hématologie *n. f.*	Haematology
Hématologue *n. m. / n. f.*	Haematologist
Hématome *n. m.*	Haematoma
Hématurie *n. f.*	Haematuria
Hémiplégie *n. f.*	Hemiplegia
Hémiplégique *n. m. / n. f.*	Hemiplegic
Hémodialyse *n. f.*	Haemodialysis
Hémoglobine *n. f.*	Haemoglobin
Hémolyse *n. f.*	Haemolysis
Hémophile *n. m. / n. f.*	Haemophiliac
Hémophilie *n. f.*	Haemophilia
Hémoptysie *n. f.*	Haemoptysis
Hémorragie *n. f.*	Haemorrhage
Hémorroïdes *f. pl.*	Haemorrhoids
Hémostase *n. f.*	Haemostasis
Hépatite *n. f.*	Hepatitis
Hernie *n. f.*	Hernia
Hernie *n. f.* diaphragmatique	Diaphragmatic hernia
Hernie *n. f.* discale	Prolapsed intervertebral disc
Hernie *n. f.* étranglée	Strangulated hernia

Hernie *n. f.* inguinale	Inguinal hernia
Hernie *n. f.* ombilicale	Umbilical hernia
Herpès *n. m.*	Herpes
Histamine *n. f.*	Histamine
Hôpital *n. m.*	Hospital
Hoquet *n. m.* /avoir le hoquet	Hiccough/to have (the) hiccoughs
Hormonal(e)	Hormonal
Hormone *n. f.*	Hormone
Hospice *n. f.*	Hospice
Hospitalisation *n. f.* à domicile (HAD)	Home (medical) care
Huile *n. f.*	Oil
Humecter	Moisten/dampen (to)
Humérus *n. m.*	Humerus
Humide	Humid/damp/moist
Humidificateur *n. m.*	Humidifier
Humidification *n. f.*	Humidification
Humidifier	Humidify (to)
Hydratation *n. f.*	Hydration
Hydrater	Hydrate (to)
Hydrocèle *n. f.*	Hydrocele
Hygiène *n. f.*	Hygiene
Hygiénique	Hygienic
Hygroma *n. m.*	Hygroma
Hymen *n. m.*	Hymen
Hyperémèse *n. f.*	Hyperemesis
Hyperglycémie *n. f.*	Hyperglycaemia
Hypermétropie *n. f.*	Long-sightedness
Hypertendu(e)	Suffering from high blood pressure
Hypertension *n. f.* (artérielle)	Hypertension
Hyperthermie *n. f.*	Hyperthermia
Hyperthyroïdie *n. f.*	Hyperthyroidism
Hypertrophie *n. f.*	Hypertrophy
Hypnose *n. f.*	Hypnosis
Hypochondrie *n. f.*	Hypochondria

Hypogastre *n. m.*	Hypogastrium
Hypoglycémie *n. f.*	Hypoglycaemia
Hypotension *n. f.* (artérielle)	Hypotension
Hypothermie *n. f.*	Hypothermia
Hypothyroïdie *n. f.*	Hypothyroidism
Hypoxie *n. f.*	Hypoxia
Hystérectomie *n. f.*	Hysterectomy
Hystérie *n. f.*	Hysteria
Hystérique/surexcité(e)	Hysterical
Hystéroscopie *n. f.*	Hysteroscopy
Hystérotomie *n. f.*	Hysterotomy

I

Identifier	Identify (to)
Illisible	Unreadable
Imbuvable	Undrinkable
Immobiliser	Immobilise (to)
Immunisation *n. f.*	Immunisation
Immuniser	Immunise (to)
Immunité *n. f.*	Immunity
Immunodéficience *n. f.*	Immunodeficiency
Impétigo *n. m.*	Impetigo
Implant *n. m.*	Implant
Imprévu(e)	Unexpected
Impuissance *n. f.*	Impotence
Inadvertance *n. f.* (par)	Inadvertently
Incision *n. f.*	Incision
Incompatibilité *n. f.*	Incompatibility
Incontinence *n. f.*	Incontinence
Incontinence *n. f.* urinaire	Urinary incontinence
Incontinent(e)	Incontinent
Incubation *n. f.* période d' –	Incubation period
Index *n. m.*	Forefinger
Indisposé(e)/souffrant(e)	Unwell
Indolore	Painless
Infarctus *n. m.* du myocarde	Myocardial infarction

Infecter	Infect (to)
Infection *n. f.*	Infection
Infiltration *n. f.*	Infiltration
Infirmier, - ière *n. m. / n. f.*	Nurse
Inflammation *n. f.*	Inflammation
Inflammatoire	Inflammatory
Informer/avertir	Inform (to)
Infusion *n. f.*	Infusion/herb(al) tea
Inhalation *n. f.*	Inhalation
Inhaler	Inhale (to)
Inhumation *n. f.* /enterrement *n. m.*	Burial
Injecter	Inject (to)
Injection *n. f.* /piqûre *n. f.*	Injection
Inopérable	Inoperable
Inopiné(e)	Sudden/unexpected
Inquiéter (s')	Worry (to)
Insolation *n. f.*	Sunstroke
Inspirer	Inspire (to)
Instable	Unstable/unsteady
Installer (s') dans un fauteuil	Settle (to) in an armchair
Instiller	Instil (to)
Insuffisance *n. f.* rénale/cardiaque	Renal/cardiac insufficiency
Insuffler	Insufflate
Insuline *n. f.*	Insulin
Insulino-dépendant(e)	Insulin-dependent
Insupportable	Intolerable/unbearable
Interruption *n. f.* volontaire de grossesse (IVG)	Termination of pregnancy (TOP)
Intervention *n. f.* chirurgicale	Operation
Intestin *n. m.*	Intestine
Intestin *n. m.* grêle	Small intestine
Intramusculaire	Intramuscular
Intra-utérin(e)	Intra-uterine
Intraveineux, - euse	Intravenous
Iode *n. m.*	Iodine

Irrégulier, - ière	Irregular
Irritation *n. f.*	Irritation
Irrité(e)	Chafed
Ischémie *n. f.*	Ischaemia
Isolement *n. m.*	Isolation
Ivre	Drunk

J

Jambe *n. f.*	Leg
Jambière *n. f.*	Shin pad/legging
Jaunisse *n. f.* /ictère *n. m.*	Jaundice
Jéjunostomie *n. f.*	Jejunostomy
Jéjunotomie *n. f.*	Jejunotomy
Jéjunum *n. m.*	Jejunum
Jeter	Throw (to)
Jeûner/être à jeun	Fast/to be fasting
Joue *n. f.*	Cheek
Journal *n. m.*	Newspaper
Jugulaire *n. f.*	Jugular vein
Jumeau, - elle *n. m.* / *n. f.*	Twin
Jusqu'à nouvel ordre	Until further notice

K

Kaolin *n. m.*	Kaolin
Kinésithérapeute *n. m.* / *n. f.*	Physiotherapist
Kinésithérapie *n. f.*	Physiotherapy
Kyste *n. m.*	Cyst
Kyste *n. m.* de Bartholin	Bartholin's cyst
Kyste *n. m.* de l'ovaire	Ovarian cyst
Kystique	Cystic

L

Labile	Labile
Laborantin, - ine *n. m.* / *n. f.*	Laboratory assistant
Laboratoire *n. m.*	Laboratory
Lacération *n. f.*	Laceration
Lacérer	Lacerate (to)
Lâcher	Let (to) go

Lactation *n. f.*	Lactation
Lait *n. m.* maternel	Breast milk
Lame *n. f.* de rasoir	Razor blade
Laminectomie *n. f.*	Laminectomy
Lampe *n. f.* de poche	Torch
Landau *n. m.*	Pram
Langue *n. f.* /avoir la langue chargée	Tongue/to have a furred tongue
Lanugo *n. m.*	Lanugo
Laparotomie *n. f.*	Laparotomy
Larme *n. f.*	Tear
Larmoiement *n. m.*	Watering (of the eye)
Laryngectomie *n. f.*	Laryngectomy
Laryngite *n. f.*	Laryngitis
Laryngoscope *n. m.*	Laryngoscope
Laryngoscopie *n. f.*	Laryngoscopy
Laryngospasme *n. m.*	Laryngospasm
Laryngotomie *n. f.*	Laryngotomy
Larynx *n. m.*	Larynx
Laser *n. m.*	Laser
Lavage *n. m.* d'estomac	Stomach lavage/washout
Lavement *n. m.*	Enema
Laver (se) les mains/la figure	Wash (to) one's hands/face
Laxatif *n. m.*	Laxative
Lecture *n. f.*	Reading
Lentement	Slowly
Lentille *n. f.* de contact	Contact lens
Lésion *n. f.*	Lesion
Léthargique	Lethargic
Leucémie *n. f.*	Leukaemia
Leucocyte *n. m.* (globule *n. m.* blanc)	Leucocyte (white blood cell)
Leucopénie *n. f.*	Leucopenia
Leucorrhée *n. f.* (pertes *f. pl.* blanches)	Leucorrhoea
Lever (se)	Get (to) up

Lèvre *n. f.*	Lip
Liens *m. pl.* de parenté/de sang	Family/blood ties
Lier	Connect/link (to)
Lifting *n. m.* /se faire faire un –	Face-lift/to have a –
Ligament *n. m.*	Ligament
Ligature *n. f.*	Ligature
Limpidité *n. f.*	Limpidity
Linceul *n. m.*	Shroud
Lipectomie *n. f.*	Lipectomy
Lipide *n. m.*	Lipid
Lipome *n. m.*	Lipoma
Liposuccion *n. f.*	Liposuction
Liquide *n. m.* amniotique	Amniotic fluid
Liquide *n. m.* céphalorachidien	Cerebrospinal fluid
Lisible	Legible
Listériose *n. f.*	Listeriosis
Lithiase *n. f.* biliaire/urinaire/rénale	Cholelithiasis/urolithiasis/nephrolithiasis
Lithotomie *n. f.*	Lithotomy
Lithotripsie *n. f.*	Lithotripsy
Lobe *n. m.* de l'oreille	Ear lobe
Lobectomie *n. f.*	Lobectomy
Lobotomie *n. f.*	Lobotomy
Lochies *f. pl.*	Lochia
Lotion *n. f.*	Lotion
Lourd(e)/ « avoir des lourdeurs d'estomac »	Heavy/to feel bloated
Lourdeur *n. f.* (pesanteur)	Heaviness
Lucide	Lucid/clear
Lumbago *n. m.*	Lumbago
Lunettes *f. pl.*	Spectacles/glasses
Lupus *n. m.*	Lupus
Lutter	Fight/struggle (to)
Lutter (contre la maladie)	Fight (to) (against disease)
Luxation *n. f.*	Dislocation

Luxer/se luxer l'épaule	Dislocate/to dislocate one's shoulder
Lymphangite *n. f.*	Lymphangitis
Lymphatique	Lymphatic
Lymphe *n. f.*	Lymph
Lymphocyte *n. m.*	Lymphocyte
Lymphome *n. m.*	Lymphoma
Lymphorrhée *n. f.*	Lymphorrhoea
Lymphosarcome *n. m.*	Lymphosarcoma

M

Mâchoire *n. f.*	Jaw
Magazine *n. m.*	Magazine
Maigre	Thin
Main *n. f.*	Hand
Mal articuler	Slur (to)
Mal *n. m.* de dents/avoir mal aux dents	Toothache/to have –
Mal *n. m.* de mer	Seasickness
Mal *n. m.* de tête	Headache
Malade *n. m.* / *n. f.*	Patient
Maladie *n. f.*	Illness
Maladie *n. f.* sexuellement transmissible (MST)	Sexually transmitted disease (STD)
Malaise *n. m.*	Feeling of sickness/faintness
Malaxer	Mix (to)
Malheureux, - euse/triste	Unhappy
Malin, maligne	Malignant
Malsain(e)	Unhealthy
Maltraiter	Mistreat (to)
Mamelon *n. m.*	Nipple
Mammectomie *n. f.*	Mastectomy
Mammographie *n. f.*	Mammography
Mandrin *n. m.*	Mandrin/stylet
Manie *n. f.*	Mania
Manipulateur *n. m.* radio	Radiographer/X-ray technician
Marbrure *n. f.*	Mottling

Marche *n. f.*	Step
Marqueur *n. m.*	Marker/tracer
Masque *n. m.* à oxygène	Oxygen mask
Massage *n. m.*	Massage
Mastiquer	Chew (to)
Mastite *n. f.*	Mastitis
Mastoïdectomie *n. f.*	Mastoidectomy
Matelas *n. m.*	Mattress
Matières *f. pl.* fécales/selles *f. pl.*	Faeces/stools
Mauvaise haleine	Halitosis
Maux *m. pl.*	Pains
Maxillaire *n. m.* supérieur/inférieur	Upper/lower maxilla
Méat *n. m.*	Meatus
Mèche *n. f.*	Pack (gauze)
Mécher	Pack (to) with gauze
Médecin *n. m.* généraliste	General practitioner/(GP)
Médicament *n. m.* contre la stérilité	Fertility drug
Médication *n. f.*	Medication
Mélanine *n. f.*	Melanin
Mélanocyte *n. m.*	Melanocyte
Mélanome *n. m.*	Melanoma
Méléna *n. m.*	Melaena
Mémoire *n. f.* /avoir (une) bonne/mauvaise mémoire	Memory/to have a good/bad memory
Méningite *n. f.*	Meningitis
Ménopause *n. f.*	Menopause
Ménorragie *n. f.*	Menorrhagia
Menton *n. m.*	Chin
Mesurer	Measure (to)
Métastases *f. pl.*	Metastases
Métrorragie *n. f.*	Metrorrhagia
Mettre à jour	Update (to)
Miction *n. f.*	Micturition
Migraine *n. f.*	Migraine
Minerve *n. f.*	Surgical collar

Moelle *n. f.* épinière	Spinal cord
Moignon *n. m.*	Stump
Moite	Moist/clammy
Mollet *n. m.*	Calf
Moniteur *n. m.*	Monitor
Mononucléose *n. f.* infectieuse	Glandular fever/mononucleosis
Morbidité *n. f.*	Morbidity
Mordre	Bite (to)
Morgue *n. f.*	Morgue
Morsure *n. f.*	Bite
Mort *n. f.*	Death
Mort *n. f.* cérébrale	Brain death
Mort-né(e) *n. m. / n. f.*	Stillborn
Mou/molle	Flaccid
Moucher (se)	Blow (to) one's nose
Mouches *f. pl.*	Niggling pains
Mourir	Die (to)
Mucoviscidose *n. f.*	Cystic fibrosis
Mucus *n. m.*	Mucus
Muscle *n. m.*	Muscle
Mycose *n. f.* vaginale/du pied	Vaginal thrush/athlete's foot
Mydriase *n. f.*	Mydriasis
Myélome *n. m.*	Myeloma
Myocarde *n. m.*	Myocardium
Myome *n. m.*	Myoma
Myopathie *n. f.*	Myopathy
Myope	Myopic
Myopie *n. f.*	Short-sightedness
Myxœdème *n. m.*	Myxoedema

N

Naevus *n. m.*	Birthmark
Naissance *n. f.*	Birth
Narine *n. f.*	Nostril
Nasal(e)	Nasal
Nauséabond(e)	Nauseating

Nausée *n. f.*	Nausea/queasiness
Nausées *f. pl.* matinales	Morning sickness
Nécrose *n. f.*	Necrosis
Négatif, - ive	Negative
Négatoscope *n. m.*	Negatoscope
Négliger (se)	Neglect (to) oneself
Néonatalogie *n. f.*	Neonatology
Néphralgie *n. f.*	Nephralgia
Néphrectomie *n. f.*	Nephrectomy
Néphrite *n. f.*	Nephritis
Néphron *n. m.*	Nephron
Néphrotomie *n. f.*	Nephrotomy
Nerf *n. m.*	Nerve
Nettoyer	Clean (to)
Neurasthénie *n. f.*	Neurasthenia
Neurochirurgie *n. f.*	Neurosurgery
Neurologie *n. f.*	Neurology
Neurone *n. m.*	Neuron
Neuropathie *n. f.*	Neuropathy
Névrite *n. f.*	Neuritis
Névrose *n. f.*	Neurosis
Névrosé(e) *n. m. / n. f.*	Neurotic
Nez *n. m.*	Nose
Niveau *n. m.* /taux *n. m.*	Level
Nocif, - ive	Noxious/harmful
Nodule *n. m.*	Nodule
Nœud *n. m.*	Knot
Non digéré(e)	Undigested
Non rasé(e)	Unshaven
Nosocomial(e)	Nosocomial
Noter	Jot down (to)
Nourrir	Feed (to)
Nourrisson *n. m.*	Infant
Nourriture *n. f.*	Food
Nouveau-né(e) *n. m. / n. f.*	Newborn

Noyau *n. m.*	Nucleus
Nucléolyse *n. f.*	Chemonucleosis
Numération *n. f.* globulaire	Blood count
Nuque *n. f.*	Nape of neck
Nutrition *n. f.*	Nutrition
Nystagmus *n. m.*	Nystagmus

O

Obèse	Obese
Occiput *n. m.*	Occiput/back of the head
Occlusion *n. f.* intestinale	Intestinal obstruction
Occupé(e)	Busy
Occuper (s') de quelqu'un	Take (to) care of somebody
Œdème *n. m.* pulmonaire aigu (OAP)	Acute pulmonary oedema
Œil *n. m.* /yeux *m. pl.*	Eye/eyes
Œil-de-perdrix *n. m.*	Soft corn
Œillère *n. f.*	Eyebath
Œsophage *n. m.*	Oesophagus
Oignon *n. m.*	Bunion
Ombilic *n. m.*	Umbilicus
Omoplate *n. f.*	Scapula/shoulder blade
Oncologie *n. f.*	Oncology
Ongle *n. m.*	Nail
Ongle *n. m.* incarné	Ingrown nail
Opération *n. f.* à cœur ouvert	Open-heart surgery
Opérer	Operate (to) on
Ophtalmologie *n. f.*	Ophthalmology
Ophtalmologue *n. m.* / *n. f.*	Ophthalmologist
Ophtalmoscope *n. m.*	Ophthalmoscope
Oreille *n. f.*	Ear
Oreillons *m. pl.*	Mumps
Orgelet *n. m.*	Sty (e)
Orifice *n. m.*	Orifice
Orphelin(e) *n. m.* / *n. f.*	Orphan
Orteil *n. m.*, petit/gros	Toe, little/big

Orthodontiste *n. m. / n. f.*	Orthodontist
Orthogenèse *n. f.*	Orthogenesis
Orthogénie *n. f.*, centre *n. m.* d' –	Family planning, family planning/birth control centre
Orthopédie *n. f.*	Orthopaedics
Orthopédiste (chirurgien) *n. m. / n. f.*	Orthopaedic surgeon
Orthophonie *n. f.*	Speech therapy
Orthophoniste *n. m. / n. f.*	Speech therapist
Orthoptiste *n. m. / n. f.*	Orthoptist
Os *n. m.*	Bone
Ostéite *n. f.*	Osteitis
Ostéomyélite *n. f.*	Osteomyelitis
Ostéoporose *n. f.*	Osteoporosis
Ôter/enlever	Remove (to)
Otite *n. f.*	Otitis
Oto-rhino-laryngologie *n. f.* (ORL)	Ear, nose and throat (ENT) surgery
Oto-rhino-laryngologiste *n. m. / n. f.*	Ear, nose and throat (ENT) specialist
Otoscope *n. m.*	Otoscope
Oublier	Forget (to)
Ouvrir	Open (to)
Ovaire *n. m.*	Ovary
Ovariectomie *n. f.*	Oophorectomy
Overdose *n. f.*	Overdose
Ovulation *n. f.*	Ovulation
Ovule *n. m.* /pessaire *n. m.*	Pessary
Oxygène *n. m.*	Oxygen
Oxygéner	Oxygenate (to)
Oxygénothérapie *n. f.*	Oxygen therapy
Oxyhémoglobine *n. f.*	Oxyhaemoglobin

P

Pacemaker *n. m.*	Pacemaker
Palais *n. m.*	Palate
Pâle	Pale
Pâleur	Paleness

Pâlir	Pale (to turn)
Palliatif, - ive	Palliative
Palpable	Palpable
Palpation *n. f.*	Palpation
Palper	Palpate (to)
Paludisme *n. m.*	Malaria
Panaris *n. m.*	Whitlow
Pancréas *n. m.*	Pancreas
Pancréatite *n. f.*	Pancreatitis
Pansement *n. m.*	Dressing
Pantoufle *n. f.*	Slipper
Papier *n. m.* de tournesol	Litmus paper
Paquet *n. m.* /colis *n. m.*	Package
Paralysé(e)	Paralysed
Paralyser	Paralyse (to)
Paralysie *n. f.*	Paralysis
Paranoïa *n. f.*	Paranoia
Paraplégie *n. f.*	Paraplegia
Paraplégique	Paraplegic
Parasite *n. f.*	Parasite
Paravent *n. m.*	Screen
Pardessus *n. m.*	Overcoat
Parkinsonien, - ienne *n. m.* / *n. f.*	Person suffering from Parkinson's disease
Paroi *n. f.*	Wall
Parties *f. pl.* génitales	Genital organs/genitalia
Pastille *n. f.*	Lozenge
Patch *n. m.*	Patch (skin)
Pathogène	Pathogenic
Pathologie *n. f.*	Pathology
Patienter	Wait (to)
Paume *n. f.*	Palm
Paupière *n. f.*	Eyelid
Peau *n. f.*	Skin
Peau *n. f.* de mouton	Sheep skin

Pectoral *n. m.*	Pectoral muscle
Pédiatre *n. m. / n. f.*	Paediatrician
Pédiatrie *n. f.*	Paediatrics
Pédicurie *n. f.*	Chiropody
Pédiluve *n. m.*	Pediluvium
Peeling *n. m.*	Dermabrasion
Pellicule *n. f.*	Dandruff
Pelvimétrie *n. f.*	Pelvimetry
Pendaison *n. f.*	Hanging
Pendre (se)	Hang (to) oneself
Pénis *n. m.* /zizi *n. m.* (langage enfantin)	Penis
Pénurie *n. f.*	Shortage
Percer (abcès)	Burst/lance (to) (abscess)
Percutané(e)	Percutaneous
Perdre	Lose (to)
Perdre du poids/maigrir	Lose (to) weight
Péremption *n. f.* date de	Expiry date
Perforer	Perforate (to)
Perfuser	Put (to) on a drip
Perfusion *n. f.* intraveineuse/goutte-à-goutte *n. m.*	Intravenous infusion/drip
Péricarde *n. m.*	Pericardium
Péricardite *n. f.*	Pericarditis
Péristaltisme *n. m.*	Peristalsis
Péritoine *n. m.*	Peritoneum
Péritonite *n. f.*	Peritonitis
Permission *n. f.*	Permission/authorisation
Péroné *n. m.*	Fibula
Peropératoire	Peroperative
Pessaire *n. m.*	Pessary
Pétéchie *n. f.*	Petechia/punctate haemorrhage
Petite gorgée *n. f.*	Sip
Peur *n. f.* /avoir peur	Fear/to be afraid
Pharmacie *n. f.*	Pharmacy

Pharmacien, - ienne *n. m. / n. f.*	Pharmacist
Pharmacodépendance *n. f.*	Drug dependency
Pharmacologie *n. f.*	Pharmacology
Pharyngectomie *n. f.*	Pharyngectomy
Pharyngite *n. f.*	Pharyngitis
Pharyngoscopie *n. f.*	Pharyngoscopy
Pharyngotomie *n. f.*	Pharyngotomy
Pharynx *n. m.*	Pharynx
Phénotype *n. m.*	Phenotype
Phéochromocytome *n. m.*	Phaechromocytoma
Phimosis *n. m.*	Phimosis
Phlébectomie *n. f.*	Phlebectomy
Phlébite *n. f.*	Phlebitis
Phlébologue *n. m. / n. f.*	Vein specialist
Phlébotomie *n. f.*	Phlebotomy
Phlegmon *n. m.*	Phlegmon/abscess
Phobie *n. f.*	Phobia
Photophobie *n. f.*	Photophobia
Photothérapie *n. f.*	Phototherapy
Pic *n. m.*	Spike
Picotement *n. m.*	Tingling
Picoter	Tingle (to)
Pied *n. m.*	Foot
Pilule *n. f.* /prendre la pilule	Pill (contraceptive)/to be on the pill
Pince *n. f.*	Clamp
Pipi *n. m.* (langage enfantin)	Wee-wee (baby talk)
Piquer	Sting/prick (to)
Piqûre *n. f.*	Injection/sting
Piqûre *n. f.* d'ortie	Nettle sting
Piqûre *n. f.* de moustique	Mosquito bite
Placebo *n. m.*	Placebo
Placenta *n. m.*	Placenta
Plaie *n. f.*	Wound
Plaque *n. f.* (peau)/sclérose en –	Blotch (skin)/multiple sclerosis

Plaquette *n. f.*	Platelet
Plasma *n. m.*	Plasma
Plâtre *n. m.* /plâtre de moulage	Plaster/plaster of Paris
Pleurer	Weep/cry (to)
Pleurésie *n. f.*	Pleurisy
Plèvre *n. f.*	Pleura
Plier	Fold/bend (to)
Plombage *n. m.* /faire une obturation dentaire	Filling/to fill a tooth
Pneumologue *n. m.* / *n. f.*	Lung specialist
Pneumonectomie *n. f.*	Pneumonectomy
Pneumonie *n. f.*	Pneumonia
Pneumothorax *n. m.*	Pneumothorax
Podologue *n. m.* / *n. f.*	Chiropodist
Poids *n. m.*	Weight
Poignarder/donner (recevoir) un coup de couteau	Stab (to)/to be stabbed
Poignée *n. f.*	Handful
Poignet *n. m.*	Wrist
Poilu(e)	Hairy
Poing *n. m.*	Fist
Poison *n. m.*	Poison
Poitrine *n. f.*	Chest
Poliomyélite *n. f.*	Poliomyelitis
Polydipsie *n. f.*	Polydipsia
Polype *n. m.*	Polyp
Polyurie *n. f.*	Polyuria
Pommade *n. f.*	Ointment
Pompe *n. f.* à insuline/à morphine	Pump : insulin/morphine
Pompes *f. pl.* funèbres	Undertaker's
Ponction *n. f.* lombaire	Lumbar puncture
Pontage *n. m.*	Bypass
Porte-bébé *n. m.*	Carrycot/baby carrier
Porte-serviettes *n. m.*	Towel rail
Posologie *n. f.*	Dosage

Poste *n. m.* de radio/radio *n. f.*	Radio
Postnatal(e)	Postnatal
Postopératoire	Postoperative
Postprandial(e)	Postprandial
Pouce *n. m.*	Thumb
Poudre *n. m.*	Powder
Pouls *n. m.*	Pulse
Poumon *n. m.*	Lung
Pouponnière *n. f.* /crèche *n. f.*	Day nursery
Poursuivre	Continue/carry on with (to)
Poussette *n. f.* (pour enfant)	Pushchair/stroller
Poussette-canne *n. f.*	Baby buggy
Pratiquer	Carry (to) out
Préavis *n. m.*	Advance notice
Précaution *n. f.*	Precaution
Prélèvement *n. m.* (cicatrice)	Swab (wound)
Prélèvement *n. m.* de sang	Blood sample
Prélever	Remove/take a sample of (to)
Prématuré(e)	Premature
Prémédication *n. f.*	Premedication
Prémenstruel (syndrome)	Premenstrual (syndrome, tension)
Premier *n. m.* lever	Get (to) up for the first time
Prendre	Take (to)
Préparer	Prepare (to)
Prépuce *n. m.*	Prepuce/foreskin
Prescription *n. f.* /ordonnance *n. f.*	Prescription
Prescrire	Prescribe
Présenter (se)	Introduce (to) oneself
Préservatif *n. m.*	Condom
Prestations *f. pl.* sociales	Welfare payments
Prêt *n. m.* /prêter	Loan/to loan
Prévenir/avertir	Warn (to)
Prévoir	Plan (to)
Prise *n. f.* /analyse *n. f.* de sang	Blood test
Prise *n. f.* de courant	Socket

Procidence *n. f.* du cordon	Prolapse of the umbilical cord
Proctite *n. f.*	Proctitis
Progestérone *n. f.*	Progesterone
Prolabé(e)	Prolapsed
Prolapsus *n. m.*	Prolapse
Prolongateur *n. m.* /rallonge *n. f.*	Extension lead/cable
Promener (se)	Go (to) for a walk
Pronostic *n. m.*	Prognosis
Prophylaxie *n. f.*	Prophylaxis
Proscrire	Ban/prohibit the use of (to)
Prostate *n. f.*	Prostate
Prostatectomie *n. f.*	Prostatectomy
Protection *n. f.* maternelle et infantile (PMI)	Mother and child care
Protéinurie *n. f.*	Proteinuria
Prothèse *n. f.*	Prosthesis
Provisoire (colostomie *n. f.*)	Temporary (colostomy)
Prurit *n. m.*	Pruritis
Psoriasis *n. m.*	Psoriasis
Psychanalyse *n. f.*	Psychoanalysis
Psychanalyste *n. m.* / *n. f.*	Psychoanalyst
Psychiatre *n. m.* / *n. f.*	Psychiatrist
Psychiatrie *n. f.*	Psychiatry
Psychologie *n. f.*	Psychology
Psychologue *n. m.* / *n. f.*	Psychologist
Psychopathe *n. m.* / *n. f.*	Psychopath
Psychose *n. f.*	Psychosis
Psychothérapeute *n. m.* / *n. f.*	Psychotherapist
Psychothérapie *n. f.*	Psychotherapy
Ptose *n. f.*	Ptosis
Pubis *n. m.* (os)	Pubic bone
Puce *n. f.*	Flea
Puériculteur, - trice *n. m.* / *n. f.*	Paediatric nurse/nursery nurse
Puériculture *n. f.*	Paediatric nursing
Pulsation *n. f.* (rythme cardiaque)	Heartbeat

Pulvérisateur *n. m.* (pour médicament)	Vaporiser/spray
Punaise *n. f.*	Drawing pin/thumbtack
Pupille *n. f.*	Pupil
Purger une tubulure	Flush (to) an intravenous giving set
Purulent(e)	Purulent
Pus *n. m.*	Pus
Pustule *n. f.*	Pustule
Pyélonéphrite *n. f.*	Pyelonephritis
Pylore *n. m.*	Pylorus
Pyrétique	Pyretic
Pyrexie *n. f.*	Pyrexia

Q

Quadriceps *n. m.*	Quadriceps
Quadriplégie *n. f.* /tétraplégie *n. f.*	Quadriplegia/tetraplegia
Quadriplégique *n. m.* / *n. f.* /tétraplégique *n. m.* / *n. f.*	Quadriplegic/tetraplegic
Quantifier	Quantify (to)
Quantité *n. f.*	Quantity/amount
Quart *n. m.*	Quarter
Quincke/œdème *n. m.* de	Quincke's oedema
Quinte *n. f.* de toux	Fit of coughing
Quintuplés, - ées *m. pl.* / *f. pl.*	Quintuplets
Quitter	Quit (to)

R

Raccord *n. m.*	Connection
Raccorder	Join/connect (to)
Rachianesthésie *n. f.*	Spinal anaesthetic
Rachitisme *n. m.*	Rickets
Racler (se) la gorge	Clear (to) one's throat
Radiographie *n. f.* /radio *n. f.* /se faire faire une radio	X-ray/to have an X-ray
Radiologue *n. m.* / *n. f.*	Radiologist
Radiothérapie *n. f.*	X-ray treatment/radiotherapy
Rage *n. f.*	Rabies

Raide	Rigid
Raideur *n. f.*	Rigidity
Rajouter	Add (to) more
Râle *n. m.*	Rale/rattle
Ralentir	Slow (to) down
Ramollir	Soften (to)
Rampe *n. f.*	Ramp
Ranger	Tidy (to) up
Rapatrier	Repatriate (to)
Rappel *n. m.*	Booster
Rappeler	Remind (to)
Rasage *n. m.* /raser	Shave/to shave
Rash *n. m.* /éruption *n. f.*	Rash
Rasoir *n. m.*	Razor
Rassurer	Reassure (to)
Rate *n. f.*	Spleen
Rattraper	Make (to) up for
Rauque/enroué(e)/avoir la voix rauque/enrouée	Hoarse/to be hoarse
Rayon *n. m.* /étagère *n. f.*	Shelf
Rayons *m. pl.* X	X-rays
Réaction *n. f.*	Reaction
Réaction *n. f.* au (papier de) tournesol	Litmus test
Réaction *n. f.* immunitaire	Immune reaction
Réagir	React (to)
Réanimation *n. f.*	Resuscitation
Réanimer	Resuscitate (to)
Récépissé *n. m.*	Receipt (acknowledgement of)
Réchauffer	Reheat (to)
Rechercher	Search (to)
Rechute *n. f.*	Relapse
Récidive *n. f.*	Recurrence
Réclamer	Demand (to)
Réconfort *n. m.*	Comfort

Réconforter	Comfort (to)
Recoucher	Put (to) back to bed
Recrudescence *n. f.*	Outbreak (fresh)
Reculer	Step (to) back
Récupérer/se rétablir/se remettre	Recover (to)
Rédiger	Write/compose (to)
Redresser	Sit up/straighten up (to)
Rééducation *n. f.*	Rehabilitation
Réflexe *n. m.*	Reflex
Réflexe *n. m.* rotulien	Knee reflex
Reflux *n. m.*	Reflux
Refuser	Refuse (to)
Regarder	Look (to)
Régime *n. m.*	Diet
Règles *f. pl.*	Periods
Régurgitation *n. f.*	Regurgitation
Rein *n. m.*	Kidney
Rejeter	Reject (to)
Rembourser	Reimburse (to)
Remercier	Thank (to)
Rémission *n. f.*	Remission
Remonter	Rewind (to)
Remplacer	Replace (to)
Remplir	Fill (to)
Remuer	Move (to)
Rendez-vous *n. m.*	Appointment
Rendormir	Put (to) to sleep again
Rendre	Give back/return (to)
Renfermé(e)	Uncommunicative
Renforcer	Reinforce (to)
Renseignement *n. m.*	Information
Renseigner (se)	Make (to) enquiries
Rentrer	Go back in/come back in (to)
Renverser	Knock over/spill (to)
Réparer	Mend (to)

Repas *n. m.*	Meal
Répéter	Repeat (to)
Répit *n. m.*	Respite/rest
Répondeur *n. m.*	Telephone answering machine
Répondre	Reply (to)
Réponse *n. f.*	Reply
Repos *n. m.*	Rest
Repousser	Postpone/defer (to)
Réserver	Book (to)
Résistant(e)	Resistant
Résorber	Resorb (to)
Résoudre	Resolve/solve (to)
Respiration *n. f.*	Respiration/breathing
Respiration *n. f.* : – artificielle	Respiration : artificial –
Respirer	Breathe (to)
Résultat *n. m.*	Result
Rétention *n. f.*	Retention
Rétention *n. f.* d'eau/d'urine	Water/urine retention
Rétention *n. f.* placentaire	Retention of placenta
Rétine *n. f.*	Retina
Retirer	Remove/take out (to)
Retour *n. m.* de couches	First period after pregnancy
Rétrécissement *n. m.* aortique	Aortic stenosis
Réveil *n. m.* (au)	Waking up (on)
Réveille-matin *n. m.*	Alarm clock
Revenir	Return (to)
Rhabiller (se)	Put (to) one's clothes back on
Rhinite *n. f.*	Rhinitis
Rhumatisme *n. m.*	Rheumatism
Rhumatologue *n. m.* / *n. f.*	Rheumatologist
Rhume *n. m.*	Cold
Rhume *n. m.* des foins	Hay fever
Rigidité *n. f.* cadavérique	Rigor mortis
Rincer (se) la bouche	Rinse (to) out one's mouth
Risque *n. m.*	Risk

Ronflement	Snoring
Ronfler	Snore (to)
Ronger (se) les ongles	Bite (to) one's nails
Roter	Burp/belch (to)
Rotule *n. f.*	Patella/kneecap
Rougeâtre	Reddish
Rougeole *n. f.* /rubéole *n. f.*	Measles/German measles
Rougeur *n. f.*	Redness
Rougir	Redden/blush (to)
Rouvrir (se) [plaie]	Open (to) up again [wound]
Rupture *n. f.*	Rupture
Rythme *n. m.* sinusal	Sinus rhythm

S

Sac *n. m.* de sable	Sandbag
Sacrum *n. m.*	Sacrum
Sage-femme *n. f.*	Midwife
Saignant(e)	Bleeding
Saignement *n. m.* de nez	Nose bleed
Saigner	Bleed (to)
Saillir (veine)	Stand (to) out (vein)
Saillir (yeux)	Bulge (to) (eyes)
Sain, saine	Healthy
Sale	Dirty
Salir	Dirty (to)
Salivation *n. f.*	Salivation
Salive *n. f.*	Saliva
Salle *n. f.* de soins	Treatment room
Salle *n. f.* de travail/d'accouchement	Labour ward
Salpingite *n. f.*	Salpingitis
Sang *n. m.* banque du	Blood bank
Sanglant(e)	Bloody
Sans connaissance/inconscient(e)	Unconscious
Santé *n. f.*	Health
Sarcoïdose *n. f.*	Sarcoidosis

Sarcome *n. m.*	Sarcoma
Saturation *n. f.*	Saturation
Saturnisme *n. m.*	Lead poisoning
Sauter	Jump (to)
Sauver	Save (to)
Savoir	Know (to)
Savon *n. m.*	Soap
Scanner *n. m.*	Scanner
Scarlatine *n. f.*	Scarlet fever
Schizophrène *n. m. / n. f.*	Schizophrenic
Schizophrénie *n. f.*	Schizophrenia
Sciatique *n. f.*	Sciatica
Scie *n. f.*	Saw
Scier	Saw (to)
Scintigraphie *n. f.*	Scintigraphy
Sclérose *n. f.*	Sclerosis
Scoliose *n. f.*	Scoliosis
Scorbut *n. m.*	Scurvy
Scrotum *n. m.* /bourses *f. pl.*	Scrotum
Séance *n. f.*	Session
Sébacé(e)	Sebaceous
Sébum *n. m.*	Sebum
Sec, sèche	Dry
Sécable (comprimé)	Divisible/scored (tablet)
Sécher	Dry (to)
Sécrétion *n. f.*	Secretion
Sectionner (cathéter *n. m.*, artère *n. f.*)	Sever/split (to) (catheter, artery)
Sédatif *n. m.*	Sedative
Sédation *n. f.*	Sedation
Sein *n. m.*	Breast
Sensation *n. f.*	Sensation
Sensibilité *n. f.*	Sensitivity
Sensible	Sensitive
Septicémie *n. f.*	Septicaemia

Septum *n. m.*	Septum
Séquelle *n. f.*	Sequel/after-effect
Seringue *n. f.*	Syringe
Séroconversion *n. f.*	Seroconversion
Sérologie *n. f.*	Serology
Séropositif, - ive	Seropositive
Sérosité *n. f.*	Serosity
Sérum *n. m.*	Serum
Service *n. m.* de consultation externe	Outpatients'department
Serviette *n. f.*	Towel
Sevrage *n. m.*	Weaning
Sevrer	Wean (to)
Shampooing *n. m.*	Shampoo
Sida *n. m.* – Syndrome Immunodéficience Acquise	AIDS – Acquired Immune Deficiency Syndrome
Siège *n. m.* /accouchement par le –	Seat/breech delivery
Sifflement	Wheezing
Sigmoïdite *n. f.*	Sigmoiditis
Signaler	Report (to)
Signe *n. m.*	Sign
Sinus *n. m.*	Sinus
Sinusite *n. f.*	Sinusitis
Sirop *n. m.*	Syrup
Slip *n. m.*	Briefs/pants
Soif *n. f.*	Thirst
Soigner/traiter	Treat/look after (to)
Soigneusement	Carefully
Soins *m. pl.* intensifs/palliatifs	Intensive/palliative care
Solution *n. f.*	Solution
Sommeil *n. m.*	Sleep
Somnambule *n. m.* / *n. f.*	Sleepwalker
Somnifère *n. m.*	Sleeping tablet
Somnolent(e)	Sleepy
Sondage *n. m.*	Catheterisation

Sonde *n. f.*	Catheter/probe
Sonder	Catheterise (to)
Sonner	Ring
Sonnette *n. f.*	Bell
Sortie *n. f.*	Discharge (from hospital)
Sortir	Go out/leave (to)
Souder (se)	Knit together (to)
Souffle *n. m.* cardiaque	Heart murmur
Souffrance *n. f.*	Suffering
Souffrir	Suffer (to)
Soulager/calmer	Alleviate/calm (to)
Soulever	Raise (to)
Soupir *n. m.*	Sigh (to)
Sourcil *n. m.*	Eyebrow
Sourd(e)	Deaf
Sous-alimenté(e)	Undernourished
Sous-clavier, - ière	Subclavian
Sous-cutané(e) (sc)	Subcutaneous (sc)
Sous-vêtement *n. m.*	Undergarment
Spasme *n. m.*	Spasm
Spasmophilie *n. f.*	Spasmophilia
Spatule *n. f.*	Tongue depressor/spatula
Spéculum *n. m.*	Speculum
Spermatozoïde *n. m.*	Spermatozoon
Spina bifida *n. m.*	Spina bifida
Splénectomie *n. f.*	Splenectomy
Spondylite *n. f.*	Spondylitis
Squelette *n. m.*	Skeleton
Stagnation *n. f.*	Stagnation
Standardiste *n. m. / n. f.*	Telephone operator
Stapédectomie *n. f.*	Stapedectomy
Staphylocoque *n. m.*	Staphylococcus
Stase *n. f.*	Stasis
Sténose *n. f.*	Stenosis
Stérile	Sterile

Stérilisation *n. f.*	Sterilisation
Stérilité *n. f.*	Sterility
Sternum *n. m.*	Sternum
Stéroïde *n. m.*	Steroid
Stéthoscope *n. m.*	Stethoscope
Stimuler	Stimulate (to)
Strabisme *n. m.*	Strabismus
Stress *n. m.*	Stress
Stridor *n. m.*	Stridor
Strié(e)	Striated
Sucette *n. f.*	Dummy
Sucs *m. pl.* gastriques	Gastric juices
Sueur *n. f.* /transpiration *n. f.*	Sweat/perspiration
Suicide *n. m.*	Suicide
Suicider (se)	Commit (to) suicide
Suintement	Weeping/oozing
Suinter	Weep/ooze (to)
Supportable	Tolerable/bearable
Supporter	Tolerate (to)
Suppositoire *n. m.*	Suppository
Suppuration *n. f.*	Suppuration
Suppurer	Suppurate/fester (to)
Surcharge *n. f.*	Overloading
Surcharge *n. f.* pondérale	Excess weight
Surcharger	Overload (to)
Surdité *n. f.*	Deafness
Surdosage *n. m.*	Overdosage
Surinfection *n. f.*	Secondary infection
Surjet *n. m.* /suture *n. f.* /fil *n. m.*	Suture/stitch
Surveiller	Watch (to)
Symptôme *n. m.*	Symptom
Symptômes *m. pl.* de manque	Withdrawal symptoms
Syncope *n. f.*	Syncope/fainting fit/black out
Syndrome *n. m.*	Syndrome
Synéchie *n. f.*	Synechia

Synovite *n. f.*	Synovitis
Systole *n. f.*	Systole

T

Tabagisme *n. m.*	Nicotine addiction
Tabagisme *n. m.* passif	Passive smoking
Tableau *n. m.* d'affichage	Notice board
Tablier *n. m.*	Apron
Tabou	Forbidden/taboo
Tache *n. f.*	Spot
Tache *n. f.* de rousseur	Freckle
Tache *n. f.* de vin	Strawberry mark
Tachyarythmie *n. f.*	Tachyarrhythmia
Tachycardie *n. f.*	Tachycardia
Talc *n. m.*	Talcum powder
Talon *n. m.*	Heel
Tampon *n. m.*	Tampon
Tamponnade *n. f.*	Cardiac tamponade
Tamponner	Dab (to)
Tempe *n. f.*	Temple
Température *n. f.*	Temperature
Tendinite *n. f.*	Tendinitis
Tendu(e)	Taut/tense
Ténesme *n. m.*	Tenesmus
Tensiomètre *n. m.*	Sphygmomanometer
Tension *n. f.* artérielle	Blood pressure
Tension *n. f.* artérielle rétinienne (TAR)	Blood pressure in the retinal arteries
Tentative *n. f.* de suicide	Suicide attempt
Tératogène	Teratogenic
Test *n. m.*	Test
Tester	Test (to)
Tester la compatibilité de sang	Cross-match (to) blood
Testicule *n. m.*	Testicle
Testostérone *n. f.*	Testosterone
Tétanie *n. f.*	Tetany

Tétanos *n. m.*	Tetanus
Tête *n. f.*	Head
Tétine *n. f.*	Teat
Tétralologie *n. f.* de Fallot	Fallot's tetralogy
Tétraplégie *n. f.*	Tetraplegia
Tétraplégique	Tetraplegic
Thalassémie *n. f.*	Thalassaemia
Thermomètre *n. m.*	Thermometer
Thoracotomie *n. f.*	Thoracotomy
Thorax *n. m.*	Thorax
Thrombocytopénie *n. f.*	Thrombocytopenia
Thrombose *n. f.*	Thrombosis
Thymectomie *n. f.*	Thymectomy
Thymus *n. m.*	Thymus
Thyroïde *n. f.*	Thyroid
Thyroïdectomie *n. f.*	Thyroidectomy
Thyrotoxicose *n. f.*	Thyrotoxicosis
Thyroxine *n. f.*	Thyroxin
Tibia *n. m.*	Shin/tibia
Tic *n. m.*	Twitch
Tiède	Lukewarm/tepid
Tire-lait *n. m.*	Breast-pump
Tire-veine *n. m.* (instrument utilisé pour l'ablation chirurgicale des varices)	Stripper (instrument used for stripping varicose veins)
Tirer	Pull/draw (to)
Tisane *n. f.*	Herb(al) tea
Tissu *n. m.*	Tissue
Tituber	Stagger (to)
Tolérance *n. f.*	Tolerance
Tomographie *n. f.*	Tomography
Tondeuse *n. f.*	Clippers
Tondre	Clip/cut (to)
Tordre (se) le poignet/la cheville	Twist (to) one's wrist/ankle
Torse *n. m.* /se mettre torse nu	Torso/to strip to the waist

Torsion *n. f.* du testicule	Torsion of the testicle
Torticolis *n. m.*	Torticollis
Toucher	Touch (to)
Toucher *n. m.* vaginal/rectal	Vaginal/rectal examination
Tourniquet *n. m.*	Tourniquet
Tousser	Cough (to)
Toux *n. f.*	Cough
Toxémie *n. f.*	Toxaemia/blood poisoning
Toxicité *n. f.*	Toxicity
Toxicologie *n. f.*	Toxicology
Toxicomane *n. m.* / *n. f.*	Drug addict
Toxicomanie *n. f.*	Drug addiction
Toxine *n. f.*	Toxin
Toxoplasmose *n. f.*	Toxoplasmosis
Trachée *n. f.*	Trachea
Trachéite *n. f.*	Tracheitis
Trachéostomie *n. f.*	Tracheostomy
Trachéotomie *n. f.*	Tracheotomy
Traduire	Translate (to)
Traitement *n. m.* /soins *m. pl.*	Treatment
Tranchées *f. pl.* utérines	After-pains
Tranquille/calme	Calm
Tranquillisant *n. m.*	Tranquilliser
Transférer	Transfer (to)
Transfert *n. m.*	Transfer
Transfuser	Transfuse/give a blood transfusion (to)
Transfusion *n. f.* sanguine	Blood transfusion
Transit *n. m.* intestinal	Intestinal transit/bowel movements
Transmettre	Pass on/transmit (to)
Transmission *n. f.*	Transmission
Transpiration *n. f.*	Perspiration
Transpirer	Perspire (to)
Transplantation *n. f.*	Transplantation
Traumatisme *n. m.*	Trauma

Travail *n. m.* /en travail	Labour/in labour
Travailler	Work (to)
Travailleur, - euse social(e)	Welfare worker
Trembler	Shiver/tremble (to)
Tremper	Soak (to)
Trépanation *n. f.*	Trepanation
Trier	Sort/sort out (to)
Trisomie *n. f.* 21 [vingt et un]	Trisomy 21 [twenty-one] (Down's syndrome)
Trithérapie *n. f.*	Triple therapy
Trocart *n. m.*	Trocar
Trombone *n. m.*	Paper clip
Trompe *n. f.* d'Eustache	Eustachian tube
Trompe *n. f.* de Fallope	Fallopian tube
Tromper (se)	Make a mistake/be mistaken (to)
Tronc *n. m.*	Trunk
Trouble	Cloudy
Trouver	Find (to)
Tubage *n. m.* gastrique	Introduction of a stomach tube
Tube *n. m.*	Tube
Tuberculose *n. f.*	Tuberculosis
Tubérosité *n. f.*	Tuberosity
Tuer	Kill (to)
Tuméfaction *n. f.*	Tumefaction/swelling
Tumeur *n. f.*	Tumour
Tumorectomie *n. f.*	Lumpectomy
Turgescence *n. f.*	Turgescence
Tutelle *n. f.*, être placé(e) sous –	Wardship/guardianship, to be made a ward of court
Tympan *n. m.*	Tympanum/eardrum
Tympanoplastie *n. f.*	Tympanoplasty
Typhoïde *n. f.* (fièvre)	Typhoid (fever)
Typhus *n. m.*	Typhus

U

Ulcération *n. f.*	Ulceration

Ulcère *n. m.*	Ulcer
Ulcère *n. m.* à l'estomac	Stomach ulcer
Ulcéreux, - euse	Ulcerated/ulcerous
Ultrason *n. m.*	Ultrasound
Unidose *n. f.*	Single dose
Urée *n. f.*	Urea
Urémie *n. f.*	Uraemia
Urémique	Uraemic
Uretère *n. m.*	Ureter
Urètre *n. m.*	Urethra
Urétrocèle *n. f.*	Urethrocele
Urétroplastie *n. f.*	Urethroplasty
Urétroscopie *n. f.*	Urethtroscopy
Urétrostomie *n. f.*	Urethrostomy
Urgence *n. f.* /service *n. m.* des urgences	Emergency/casualty department
Urinal *n. m.*	Urinal
Uriner	Urinate (to)
Urines *f. pl.*	Urine
Urogénital(e)	Urogenital (genitourinary)
Urographie *n. f.* intraveineuse (UIV)	Intravenous pyelogram (IVP)
Urologie *n. f.*	Urology
Urologue *n. m.* / *n. f.*	Urologist
Urticaire *n. f.*	Nettlerash/urticaria
Utérus *n. m.*	Uterus
Utiliser	Use (to)
Uvéite *n. f.*	Uveitis
Uvule *n. f.*	Uvula

V

Vacataire *n. m.* / *n. f.*	Temporary replacement
Vaccin *n. m.*	Vaccine
Vaccination *n. f.*	Vaccination
Vacciner	Vaccinate/innoculate (to)
Vacuité *n. f.*	Vacuity
Vagin *n. m.*	Vagina

Vagotomie *n. f.*	Vagotomy
Vaisseau *n. m.* sanguin	Blood vessel
Valide (personne)	Valid (able-bodied person)
Valider	Validate (to)
Valvule *n. f.*	Valve
Vaporiser	Vaporise (to)
Varicelle *n. f.*	Chickenpox
Varices *f. pl.*	Varicose veins
Varices *f. pl.* œsophagiennes	Oesophageal varices
Varier/fluctuer	Fluctuate (to)
Variole *n. f.*	Smallpox
Vascularisation *n. f.*	Vascularisation
Vasoconstricteur *n. m.*	Vasoconstrictor
Vasoconstriction *n. f.*	Vasoconstriction
Vasodilatateur *n. m.*	Vasodilator
Vasodilatation *n. f.*	Vasodil(at)ation
Végétations *f. pl.*	Adenoids
Veiller	Watch (to) over
Veilleuse *n. f.*	Night light
Veine *n. f.*	Vein
Veine *n. f.* cave	Vena cava
Vénéneux, - euse	Poisonous
Venir	Come (to)
Ventilateur *n. m.*	Ventilator
Ventilation *n. f.*	Ventilation
Ventiler	Ventilate (to)
Ventouse *n. f.* obstéticale	Ventouse/vacuum extractor
Ventre *n. m.*	Abdomen
Ventricule *n. m.*	Ventricle
Ver *n. m.*	Worm
Verge *n. f.* /pénis *n. m.*	Penis
Vergetures *f. pl.*	Stretch marks
Vérifier	Check (to)
Vernis *n. m.* à ongles	Nail varnish/polish
Vernix *n. m.*	Vernix

Verrouiller	Lock (to)
Verrue *n. f.*	Verruca
Verser	Pour (to)
Vertèbre *n. f.*	Vertebra
Vertige *n. m.*	Vertigo
Vésicule *n. f.* biliaire	Gall bladder
Vésicules *f. pl.* séminales	Seminal vesicles
Vessie *n. f.*	Bladder
Vestiaire *n. m.*	Cloakroom
Vider	Empty (to)
Vie *n. f.*	Life
Vieillard *n. m.*	Old man
Vieillesse *n. f.*	Old age
Vieux, vieille	Old
Viol *n. m.* /violer	Rape/to rape
Violacé(e)	Purplish
Virus *n. m.*	Virus
Viscères *m. pl.*	Viscera
Vision *n. f.*	Vision
Visite *n. f.* de contrôle	Follow-up visit
Visiter/heures *f. pl.* de visites	Visit (to)/visiting hours
Vitamine *n. f.*	Vitamin
Vitesse *n. f.*	Speed
Voie *n. f.* orale/rectale	Orally/rectally
Voies *f. pl.* respiratoires/digestives/urinaires	Respiratory/digestive/urinary tract
Voile *n. f.* du palais/au poumon	Soft palate/shadow on the lung
Voir	See (to)
Voisin(e) *n. m.* / *n. f.*	Neighbour
Voix *n. f.* voilée	Husky voice
Volet *n. m.*	Shutter
Volume *n. m.*	Volume
Vomir	Vomit (to)
Vomissement *n. m.*	Vomiting/vomit
Vomissement *n. m.* en fusée/en jet	Projectile vomiting

Voûte *n. f.* crânienne/palatine/plantaire	Vault of the cranium/hard palate/arch of the foot
Vue *n. f.* /perdre la vue	Eyesight/to lose one's eyesight
Vulve *n. f.*	Vulva
Vulvectomie *n. f.*	Vulvectomy
Vulvite *n. f.*	Vulvitis
Vulvovaginite *n. f.*	Vulvovaginitis

W X Y Z

Waaler-Rose (réaction *n. f.* de)	Waaler-Rose test
Waters *m. pl.* /toilettes *f. pl.* /W.-C.	Toilet/lavatory
Willebrand (facteur *n. m.* de von)	Willebrand's (von) factor
Wilms (tumeur de)	Wilms' tumour
Wolff-Parkinson-White (syndrome de)	Wolff-Parkinson-White syndrome
X X (syndrome des hommes)	X X males
X : les enfants nés sous X	Children whose mothers gave them up at birth
Xanthélasma *n. m.*	Xanthelasma
Xanthochromie *n. f.*	Xanthochromia
Xérodermie *n. f.*	Xeroderma
Xérophtalmie *n. f.*	Xerophthalmia
Yaourt *n. m.*	Yoghurt
Yeux *m. pl.* /œil *n. m.*	Eyes/eye
Zizi *n. m.* (langage enfantin)	Penis
Zona *n. m.*	Shingles/herpes zoster
Zones *f. pl.* herniaires	Weak spots in the abdominal wall

VOCABULARY/VOCABULAIRE

A	
Abdomen	Abdomen *n. m.* /ventre *n. m.*
Abnormal	Anormal(e)
Abnormality	Anomalie *n. f.*
Abortion	Avortement *n. m.*
Abscess	Abcès *n. m.*
Absorb (to)	Absorber
Abuse (to)	Abuser de
Accelerate (to)	Accélérer
Accident	Accident *n. m.*
Acidosis	Acidose *n. f.*
Acne	Acné *n. f.*
Acute	Aigu, - aiguë
Acute pulmonary oedema	Œdème *n. m.* pulmonaire aigu (OAP)
Add (to) more	Rajouter
Address	Adresse *n. f.*
Adenoids	Végétations *f. pl.*
Adenoma	Adénome *n. m.*
Adhesion	Adhérence *n. f.*
Administrative formalities/procedures	Formalités *f. pl.* administratives
Admission	Entrée *n. f.*
Advance notice	Préavis *n. m.*
Advance of salary	Avance *n. f.* sur salaire
Advice	Conseil *n. m.*
After-pains	Tranchées *f. pl.* utérines
Agglutination	Agglutination *n. f.*
AIDS – Acquired Immune Deficiency Syndrome	SIDA *n. m.* – Syndrome Immunodéficience Acquise
Alarm clock	Réveille-matin *n. m.*
Allergy	Allergie *n. f.*
Alleviate/calm (to)	Soulager/calmer
Amniotic fluid embolism	Embolie *n. f.* amniotique

Amniotic fluid	Liquide *n. m.* amniotique
Amputation	Amputation *n. f.*
Anaemia	Anémie *n. f.*
Anaesthetic	Anesthésie *n. f.*
Anaesthetist	Anesthésiste *n. m.* / *n. f.*
Analgesia	Analgésie *n. f.*
Analgesic	Analgésique
Anastomosis	Anastomose *n. f.*
Aneurism	Anévrisme *n. m.*
Angina	Angine *n. f.* de poitrine
Ankle	Cheville *n. f.*
Ankylosis	Anklyose *n. f.*
Anorexia nervosa	Anorexie *n. f.* mentale
Antibiotic	Antibiotique *n. m.*
Antibody	Anticorps *n. m.*
Anticoagulant	Anticoagulant *n. m.*
Antidote	Antidote *n. m.*
Antigen	Antigène *n. m.*
Antihistamine	Antihistaminique *n. m.*
Anuria	Anurie *n. f.*
Anus	Anus *n. m.*
Anxious	Anxieux, - ieuse
Aortic stenosis	Rétrécissement *n. m.* aortique
Apgar score	Apgar (score d')
Aphasia	Aphasie *n. f.*
Apnoea	Apnée *n. f.*
Aponeurositis	Aponévrosite *n. f.*
Appendicitis	Appendicite *n. f.*
Appendix	Appendice *n. m.*
Appointment	Rendez-vous *n. m.*
Apron	Tablier *n. m.*
Arm	Bras *n. m.*
Armchair	Fauteuil *n. m.*
Arrhythmia	Arythmie *n. f.*
Arteritis	Artérite *n. f.*

Artery	Artère *n. f.*
Arthroscopy	Arthroscopie *n. f.*
Ascites	Ascite *n. f.*
Asepsis	Asepsie *n. f.*
Asleep	Endormi(e)
Asphyxia	Asphyxie *n. f.*
Asthma	Asthme *n. m.*
Asthmatic attack	Crise *n. f.* d'asthme
Atrophy	Atrophie *n. f.*
Augment/increase (to)	Augmenter
Available	Disponible
B	
Baby buggy	Poussette-canne *n. f.*
Back	Dos *n. m.*
Backward/retarded	Arriéré(e)
Bacteriological culture of the faeces	Coproculture *n. f.*
Bacterium (pl. : bacteria)	Bactérie *n. f.*
Ban/prohibit the use of (to)	Proscrire
Bandage	Bande *n. f.*
Bartholin's cyst	Kyste *n. m.* de Bartholin
Beaker	Gobelet *n. m.*
Beauty spot/mole	Grain *n. m.* de beauté
Become less swollen/go down (to)	Désenfler
Bedside	Chevet *n. m.*
Beforehand	À l'avance/au préalable
Begin (to)	Commencer
Behaviour	Comportement *n. m.*
Bell	Sonnette *n. f.*
Beside	À côté de/auprès de
Bile	Bile *n. f.*
Bile duct	Canal *n. m.* biliaire
Bile stone	Calcul *n. m.* biliaire
Biliary colic	Colique *n. f.* hépatique
Bilirubin	Bilirubine *n. f.*

Biliverdin	Biliverdine *n. f.*
Bill	Facture *n. f.*
Biopsy	Biopsie *n. f.*
Birth	Naissance *n. f.*
Birthmark	Naevus *n. m.*
Bistoury	Bistouri *n. f.*
Bite	Morsure *n. f.*
Bite (to)	Mordre
Bite (to) one's nails	Ronger (se) les ongles
Bitter	Amer, amère
Bladder	Vessie *n. f.*
Blakemore tube	Blakemore (sonde de)
Blanket	Couverture *n. f.*
Bleed (to)	Saigner
Bleeding	Saignant(e)
Bleep	Bip *n. m.*
Blindness	Cécité *n. f.*
Blister, bulla	Ampoule *n. f.* /cloque *n. f.* /bulle *n. f.*
Bloated/distended	Ballonné(e)
Blood bank	Sang *n. m.* banque du
Blood count	Numération *n. f.* globulaire
Blood group	Groupe *n. m.* sanguin
Blood group card	Carte *n. f.* de groupe sanguin
Blood pressure	Tension *n. f.* artérielle
Blood pressure in the retinal arteries	Tension *n. f.* artérielle rétinienne (TAR)
Blood sample	Prélèvement de sang
Blood test	Prise *n. f.* /analyse *n. f.* de sang
Blood transfusion	Transfusion *n. f.* sanguine
Blood vessel	Vaisseau *n. m.* sanguin
Bloodshot (to have) eyes	Avoir les yeux injectés de sang
Bloody	Sanglant(e)
Blotch (skin)/multiple sclerosis	Plaque *n. f.* (peau)/sclérose en –
Blow (to) one's nose	Moucher (se)
Blue test	Épreuve *n. f.* au bleu

Body	Corps *n. m.*
Boil	Furoncle *n. m.*
Bone	Os *n. m.*
Book (to)	Réserver
Booster	Rappel *n. m.*
Boring	Ennuyeux, - euse
Bother/put out (to)	Gêner
Bothersome	Gênant(e)
Bout/attack	Accès *n. m.*
Bracelet (identity)	Bracelet *n. m.* d'identification
Bradycardia	Bradycardie *n. f.*
Brain death	Mort *n. f.* cérébrale
Break (to)	Casser
Breast	Sein *n. m.*
Breast milk	Lait *n. m.* maternel
Breast-pump	Tire-lait *n. m.*
Breath	Haleine *n. f.*
Breathe (to)	Respirer
Breathless	Essoufflé(e)
Briefs/pants	Slip *n. m.*
Broken	Cassé(e)
Bronchiectasis	Bronchiectasie *n. f.*
Bronchiole	Bronchiole *n. f.*
Bronchiolitis	Bronchiolite *n. f.*
Bronchitis	Bronchite *n. f.*
Bronchoscope	Bronchoscope *n. m.*
Bronchoscopy	Bronchoscopie *n. f.*
Bronchospasm	Bronchospasme *n. m.*
Bronchus	Bronche *n. f.*
Bruise/ecchymosis	Bleu *n. m.* /ecchymose *n. f.*
Bruit/murmur	Bruit *n. m.*
Bulge (to) (eyes)	Saillir (yeux)
Bundle of His	Faisceau *n. m.* de His
Bunion	Oignon *n. m.*
Burial	Inhumation *n. f.* /enterrement *n. m.*

Burn	Brûlure *n. f.*
Burp/belch (to)	Roter
Bursitis	Bursite *n. f.*
Burst/lance (to) (abscess)	Percer (abcès *n. m.*)
Busy	Occupé(e)
Buttock	Fesse *n. f.*
Bypass	Pontage *n. m.*
C	
Caesarean (section)	Césarienne *n. f.*
Calcification	Calcification *n. f.*
Calendar	Calendrier *n. m.*
Calf	Mollet *n. m.*
Call/to call	Appel *n. m.* /appeler
Calm	Tranquille/calme
Cancellation	Annulation *n. f.*
Cancer	Cancer *n. m.*
Capillary	Capillaire *n. m.*
Capsule	Gélule *n. f.*
Carcinogenic	Cancérigène
Cardiac tamponade	Tamponnade *n. m.*
Carefully	Soigneusement
Caries	Carie *n. f.*
Carotid	Carotide *n. f.*
Carpal tunnel syndrome	Canal *n. m.* carpien, syndrome du
Carry (to) out	Pratiquer
Carrycot/baby carrier	Porte-bébé *n. m.*
Cartilage	Cartilage *n. m.*
Cataract	Cataracte *n. f.*
Catheter	Cathéter *n. m.*
Catheter/probe	Sonde *n. f.*
Catheterisation	Sondage *n. m.*
Catheterise (to)	Sonder
Cauterise	Cautériser
Cerclage	Cerclage *n. m.*
Cerebrospinal fluid	Liquide *n. m.* céphalorachidien

Certificate	Certificat *n. m.*
Cervical mucus	Glaire *n. f.* cervicale
Cervical smear	Frottis *n. m.* cervical
Cervix	Col *n. m.* de l'utérus
Chafed	Irrité(e)
Check (to)	Vérifier
Checkup	Bilan *n. m.* de santé/examen *n. m.* médical
Cheek	Joue *n. f.*
Chemonucleosis	Nucléolyse *n. f.*
Chemotherapy	Chimiothérapie *n. f.*
Chest	Poitrine *n. f.*
Chew (to)	Mastiquer
Chickenpox	Varicelle *n. f.*
Chilblain	Engelure *n. f.*
Children whose mothers gave them up at birth	Les enfants nés sous X
Chill	Frisson *n. m.*
Chilly	Frileux, - euse
Chin	Menton *n. m.*
Chiropodist	Podologue *n. m.* / *n. f.*
Chiropody	Pédicurie *n. f.*
Choke (to)	Étouffer
Cholecystitis	Cholécystite *n. f.*
Cholelithiasis/urolithiasis/nephro-lithiasis	Lithiase *n. f.* biliaire/urinaire/rénale
Cirrhosis	Cirrhose *n. f.*
Clamp	Pince *n. f.*
Clavicle/collarbone)	Clavicule *n. f.*
Clean (to)	Nettoyer
Clear (to) one's throat	Racler (se) la gorge
Clip/cut (to)	Tondre
Clippers	Tondeuse *n. f.*
Cloakroom	Vestiaire *n. m.*
Clot	Caillot *n. m.*
Cloudy	Trouble

Coagulate (to)	Coaguler
Coagulation	Coagulation *n. f.*
Coffee-ground vomit	Hématémèse *n. f.* de sang noir
Cold	Rhume *n. m.*
Cold sore	Bouton *n. m.* de fièvre
Colectomy	Colectomie *n. f.*
Colon (large intestine)	Côlon *n. m.*
Colonoscopy	Coloscopie *n. f.*
Colostomy	Colostomie *n. f.* /anus *n. m.* artificiel
Coma	Coma *n. m.*
Comatose	Comateux, - euse
Come (to)	Venir
Comfort	Réconfort *n. m.*
Comfort (to)	Réconforter
Commit (to) suicide	Suicider (se)
Commode	Chaise *n. f.* percée
Communication with a foetus through sensory stimulation	Haptonomie *n. f.*
Compress	Compresse *n. f.*
Condom	Préservatif *n. m.*
Connect/link (to)	Lier
Connection	Raccord *n. m.*
Constipation	Constipation *n. f.*
Contact lens	Lentille *n. f.* de contact
Contaminate/infect (to)	Contaminer/infecter
Continue/carry on with (to)	Poursuivre
Contraception	Contraception *n. f.*
Contraction	Contraction *n. f.*
Convulsion	Convulsion *n. f.*
Corn	Cor *n. m.* au pied
Corpse	Cadavre *n. m.* /corps *n. m.*
Cosmetic surgery	Chirurgie *n. f.* esthétique
Cotton wool	Coton *n. m.* hydrophile
Cough	Toux *n. f.*

Cough (to)	Tousser
Crack	Gerçure *n. f.*
Crack (to), to have cracked hands/lips	Gercer, avoir les mains/les lèvres gercées
Crack/fissure	Crevasse *n. f.*
Cramp	Crampe *n. f.*
Cream	Crème *n. f.*
Crêpe bandage	Bande *n. f.* Velpeau®
Cross-match (to) blood	Tester la compatibilité de sang
Crown	Couronne *n. f.*
Cure/make better (to)	Guérir
Curve	Courbe *n. f.*
Cutting off a plaster splint	Gypsotomie *n. f.*
Cyanosis	Cyanose *n. f.*
Cyst	Kyste *n. m.*
Cystectomy	Cystectomie *n. f.*
Cystic	Kystique
Cystic fibrosis	Mucoviscidose *n. f.*
Cystitis	Cystite *n. f.*
Cystocele	Cystocèle *n. f.*
Cystoscope	Cystoscope *n. m.*
Cystoscopy	Cystoscopie *n. f.*
Cytology	Cytologie *n. f.*

D

Dab (to)	Tamponner
Damage (to)	Abîmer
Damaged	Abîmé(e)
Dandruff	Pellicule *n. f.*
Day nursery	Pouponnière *n. f.* /crèche *n. f.*
Deaf	Sourd(e)
Deafness	Surdité *n. f.*
Death	Mort *n. f.*
Decompensation	Décompensation *n. f.*
Decrease (to)	Diminuer
Defibrillation	Défibrillation *n. f.*

Defibrillator	Défibrillateur *n. m.*
Deficiency	Carence *n. f.* /déficience *n. f.*
Deformity	Déformation *n. f.*
Degeneration	Dégénérescence *n. f.*
Dehydrate (to)	Déshydrater
Dehydration	Déshydratation *n. f.*
Deliver (to)	Délivrer
Delivery/childbirth	Accouchement *n. m.*
Demand (to)	Réclamer
Demanding	Exigeant(e)
Dental surgery	Chirurgie *n. f.* dentaire
Dentist	Dentiste *n. m.* / *n. f.*
Denture	Dentier *n. m.*
Depressed	Déprimé(e)
Depressed state	État *n. m.* dépressif
Dermabrasion	Peeling *n. m.*
Dermis	Derme *n. m.*
Detachment of the retina	Décollement *n. m.* de la rétine
Diabetes	Diabète *n. m.*
Diabetic	Diabétique *n. m.* / *n. f.*
Dialysis	Dialyse *n. f.*
Diaphragmatic hernia	Hernie *n. f.* diaphragmatique
Diarrhoea	Diarrhée *n. f.*
Die (to)	Mourir
Diet	Régime *n. m.*
Dirty	Sale
Dirty (to)	Salir
Discharge	Écoulement *n. m.*
Discharge (from hospital)	Sortie *n. f.*
Discover (to)	Découvrir
Disinfect (to)	Désinfecter
Disinfectant	Désinfectant(e)
Disinfection	Désinfection *n. f.*
Dislocate (to) one's shoulder	Luxer (se) l'épaule
Dislocated	Disloqué(e)

Dislocation	Luxation *n. f.*
Disorientation	Désorientation *n. f.*
Dissolve (to)	Dissoudre
Distressed	Angoissé(e)
Diuresis	Diurèse *n. f.*
Divisible/scored (tablet)	Sécable (comprimé)
Domestic help/cleaning lady	Femme *n. f.* de ménage
Dominant/recessive gene	Gène *n. m.* dominant/récessif
Dosage	Posologie *n. f.*
Dose	Dose *n. f.*
Drawing pin/thumbtack	Punaise *n. f.*
Drawsheet	Alèse *n. f.*
Dress oneself (to)	Habiller (s')
Dressing	Pansement *n. m.*
Drink (to)	Boire
Drip/intravenous infusion	Goutte-à-goutte *n. m.* /perfusion *n. f.*
Drop	Goutte *n. f.*
Dropper	Compte-gouttes *n. m.*
Drug addict	Toxicomane *n. m.* / *n. f.*
Drug addiction	Toxicomanie *n. f.*
Drug dependency	Pharmacodépendance *n. f.*
Drunk	Ivre
Dry	Sec, sèche
Dry (to)	Sécher
Dummy	Sucette *n. f.*
Duodenum	Duodénum *n. m.*
Dura mater	Dure-mère *n. f.*
Dyslexia	Dyslexie *n. f.*
Dysmenorrhoea	Dysménorrhée *n. f.*
Dysphagia	Dysphagie *n. f.*
Dysuria	Dysurie *n. f.*
E	
Ear	Oreille *n. f.*
Ear lobe	Lobe *n. m.* de l'oreille

Ear, nose and throat (ENT) specialist	Oto-rhino-laryngologiste *n. m.* / *n. f.*
Ear, nose and throat (ENT) surgery	Oto-rhino-laryngologie *n. f.* (ORL)
Earn (to) (money/salary)	Gagner/toucher (de l'argent/salaire)
Eclampsia	Éclampsie *n. f.*
Ectopic beat	Extrasystole *n. f.*
Ectopic pregnancy	Grossesse *n. f.* extra-utérine
Eczema	Eczéma *n. m.*
Effervescent	Effervescent(e)
Effort/to make an effort to do something	Effort *n. m.* /faire un effort pour faire quelque chose
Effusion	Épanchement *n. m.*
Eiderdown/continental quilt	Édredon *n. m.* /couette *n. f.*
Elbow	Coude *n. m.*
Electrocardiogram (ECG)	Électrocardiogramme *n. m.* (ECG)
Electrode	Électrode *n. f.*
Embolism	Embolie *n. f.*
Emergency/casualty department	Urgence *n. f.* /service *n. m.* des urgences
Emphysema	Emphysème *n. m.*
Empty (to)	Vider
Encephalitis	Encéphalite *n. f.*
Encourage (to)	Encourager
Endocarditis	Endocardite *n. f.*
Endometriosis	Endométriose *n. f.*
Enema	Lavement *n. m.*
Ensure (to)	Assurer
Enuresis	Énurésie *n. f.*
Envelope	Enveloppe *n. f.*
Epidemic	Épidémie *n. f.*
Epileptic	Épileptique *n. m.* / *n. f.*
Episiotomy	Épisotomie *n. f.*
Epistaxis (nosebleed)	Épistaxis *n. f.* (saignement de nez)
Erase (to)/rub out	Gommer
Eraser/rubber	Gomme *n. f.*

Erythrocyte/red blood cell	Hématie *n. f.*
Eustachian tube	Trompe *n. f.* d'Eustache
Eventration (protrusion of the bowel through the abdomen)	Éventration *n. f.* (protrusion de viscères abdominaux hors de l'abdomen, à travers la paroi abdominale)
Examination	Examen *n. m.*
Examine (to)	Examiner
Excess weight	Surcharge *n. f.* pondérale
Exhausted	Épuisé(e)
Expectorate/spit (to)	Cracher
Expectoration	Expectoration *n. f.*
Expiry	Expiration *n. f.*
Expiry date	Péremption *n. f.* date de
Explain(to)	Expliquer
Extension lead/cable	Prolongateur *n. m.* /rallonge *n. f.*
Extract (to) a tooth	Arracher une dent
Eye lotion	Collyre *n. m.*
Eye/eyes	Œil *n. m.* /yeux *m. pl.*
Eyebath	Œillère *n. f.*
Eyebrow	Sourcil *n. m.*
Eyelash	Cil *n. m.*
Eyelid	Paupière *n. f.*
Eyesight/to lose one's eyesight	Vue *n. f.* /perdre la vue

F

Face	Face *n. f.* /visage *n. m.*
Face-lift/to have a –	Lifting/se faire faire un –
Facies	Faciès *n. m.*
Faecaloma	Fécalome *n. m.*
Faeces/stools	Matières *f. pl.* fécales/selles *f. pl.*
Faint/pass out (to)	Évanouir (s')
Fall/to fall	Chute *n. f.* /tomber
Fallopian tube	Trompe *n. f.* de Fallope
Fallot's tetralogy	Tétralologie *n. f.* de Fallot
False passage/to go (down) the wrong way	Fausse *n. f.* route/faire fausse route

Falsify (to)	Falsifier
Family planning, family planning/birth control centre	Orthogénie *n. f.* /centre *n. m.* d'–
Family/blood ties	Liens *m. pl.* de parenté/de sang
Fast/to be fasting	Jeûner/être à jeun
Fat	Graisse *n. f.* /gras *n. m.*
Fatigue/exhaustion	Fatigue *n. f.* /épuisement *n. m.*
Fear/to be afraid	Peur *n. f.* /avoir peur
Febrile	Fébrile
Feeble/weak	Faible
Feed (to)	Nourrir
Feeling of distension	Ballonnement *n. m.*
Feeling of sickness/faintness	Malaise *n. m.*
Femur	Fémur *n. m.*
Fertility drug	Médicament *n. m.* contre la stérilité
Fever	Fièvre *n. f.*
Fibre	Fibre *n. f.*
Fibroid	Fibrome *n. m.*
Fibula	Péroné *n. m.*
Fight (to) (against disease)	Lutter (contre la maladie)
Fight/struggle (to)	Lutter
Fill (to)	Remplir
Filling/to fill a tooth	Plombage *n. m.* /faire une obturation dentaire
Filter (to)	Filtrer
Find (to)	Trouver
Finger	Doigt *n. m.*
Fingerstall	Doigtier *n. m.*
Finish/terminate (to)	Finir/terminer
First period after pregnancy	Retour *n. m.* de couches
Fissure	Fissure *n. f.*
Fist	Poing *n. m.*
Fistula	Fistule *n. f.*
Fit of coughing	Quinte *n. f.* de toux
Fit/attack	Crise *n. f.*

Flaccid	Mou/molle
Flatulence/wind	Flatulence *n. f.*
Flea	Puce *n. f.*
Flesh	Chair *n. f.*
Flow/output	Débit *n. m.*
Flu (influenza)	Grippe *n. f.*
Fluctuate (to)	Varier/fluctuer
Flush (to) an intravenous giving set	Purger une tubulure
Foetus	Fœtus *n. m.*
Fold/bend (to)	Plier
Follow-up visit	Visite *n. f.* de contrôle
Food	Nourriture *n. f.*
Foot	Pied *n. m.*
Forbidden/taboo	Tabou
Forefinger	Index *n. m.*
Forehead	Front *n. m.*
Foreign body	Corps *n. m.* étranger
Forget (to)	Oublier
Fork	Fourchette *n. f.*
Fracture	Fracture *n. f.*
Fragile/delicate	Fragile/delicat(e)
Freckle	Tache *n. f.* de rousseur
Frostbite	Gelure *n. f.*
Fulgurating	Fulgurant(e)
Funduscopic examination	Fond *n. m.* d'œil (examen de)
Funnel	Entonnoir *n. m.*

G

Gall bladder	Vésicule *n. f.* biliaire
Ganglion	Ganglion *n. m.*
Gangrene	Gangrène *n. f.*
Gangrenous	Gangreneux, - euse
Gaping	Béant(e)
Gargle (to)	Gargariser (se)
Gastric juices	Sucs *m. pl.* gastriques

Gastritis	Gastrite *n. f.*
Gastroenteritis	Gastroentérite *n. f.*
Gauze	Gaze *m. f.*
Gel	Gel *n. m.*
General practitioner (GP)	Médecin *n. m.* généraliste
Genital organs/genitalia	Parties *f. pl.* génitales
Geriatric	Gériatrique
Geriatrics	Gériatrie *n. f.*
Germ/microbe	Germe *n. m.* /microbe *n. m.*
Gesture/act	Geste *n. m.*
Get (to) up	Lever (se)
Get (to) up for the first time	Premier *n. m.* lever
Gingivitis (inflammation of the gums)	Gingivite *n. f.* (inflammation des gencives)
Girdle	Gaine *n. f.*
Give back/return (to)	Rendre
Gland	Glande *n. f.*
Glandular fever/mononucleosis	Mononucléose *n. f.* infectieuse
Glaucoma	Glaucome *n. m.*
Glossitis	Glossite *n. f.*
Glottis	Glotte *n. f.*
Glove	Gant *n. m.*
Glycaemia	Glycémie *n. f.*
Glycosuria	Glycosurie *n. f.*
Go (to) for a walk	Promener (se)
Go back in/come back in (to)	Rentrer
Go out/leave (to)	Sortir
Goitre	Goitre *n. m.*
Gonorrhoea	Blennorragie *n. f.*
Graft (to)	Greffer
Graze/to graze	Écorchure *n. f.* /écorcher
Grief	Chagrin *n. m.*
Groan (to)	Gémir
Grumpy	Grognon, - onne
Gum	Gencive *n. f.*

Guthrie test	Guthrie (test de)
Gynaecologist	Gynécologue *n. m. / n. f.*
Gynaecology	Gynécologie *n. f.*
Gynaecomastia	Gynécomastie *n. f.*

H

Haematemesis	Hématémèse *n. f.*
Haematologist	Hématologue *n. m. / n. f.*
Haematology	Hématologie *n. f.*
Haematoma	Hématome *n. m.*
Haematuria	Hématurie *n. f.*
Haemodialysis	Hémodialyse *n. f.*
Haemoglobin	Hémoglobine *n. f.*
Haemolysis	Hémolyse *n. f.*
Haemophilia	Hémophilie *n. f.*
Haemophiliac	Hémophile *n. m. / n. f.*
Haemoptysis	Hémoptysie *n. f.*
Haemorrhage	Hémorragie *n. f.*
Haemorrhoids	Hémorroïdes *f. pl.*
Haemostasis	Hémostase *n. f.*
Hair	Cheveux *m. pl.* /poil *n. m.*
Hairy	Poilu(e)
Halitosis	Mauvaise haleine
Hallucination	Hallucination *n. f.*
Hand	Main *n. f.*
Handful	Poignée *n. f.*
Hang (to) oneself	Pendre (se)
Hanging	Pendaison *n. f.*
Hangover	Gueule *n. f.* de bois
Hard	Dur(e)
Harelip	Bec-de-lièvre *n. m.*
Have (to) shooting pain	Élancer (faire mal à, « ça m'élance »)
Hay fever	Rhume *n. m.* des foins
Head	Tête *n. f.*
Headache	Mal *n. m.* de tête

Healing	Cicatrisation *n. f.*
Health	Santé *n. f.*
Health insurance	Assurance *n. f.* maladie
Healthy	Sain(e)
Hearse	Fourgon *n. m.* mortuaire
Heart	Cœur *n. m.*
Heart attack	Crise *n. f.* cardiaque
Heart failure	Défaillance *n. f.* cardiaque
Heart murmur	Souffle *n. m.* cardiaque
Heart rate	Fréquence *n. f.* cardiaque
Heart transplant	Greffe *n. f.* du cœur
Heartbeat	Pulsation *n. f.* (rythme cardiaque)
Heaviness	Lourdeur *n. f.* (pesanteur)
Heavy/to feel bloated	Lourd(e) /avoir « des lourdeurs d'estomac »
Heel	Talon *n. m.*
Help out (to)	Dépanner
Hemiplegia	Hémiplégie *n. f.*
Hemiplegic	Hémiplégique *n. m.* / *n. f.*
Hepatitis	Hépatite *n. f.*
Herb(al) tea	Tisane *n. f.*
Hernia	Hernie *n. f.*
Herpes	Herpès *n. m.*
Hiccough/to have (the) hiccoughs	Hoquet *n. m.* /avoir le hoquet
High-risk pregnancy	Grossesse *n. f.* à risque
Hip	Hanche *n. f.*
Histamine	Histamine *n. f.*
Hoarse/to be hoarse	Rauque/enroué(e)/avoir la voix rauque/enrouée
Home (medical) care	Hospitalisation *n. f.* à domicile (HAD)
Hormonal	Hormonal(e)
Hormone	Hormone *n. f.*
Hospice	Hospice *n. f.*
Hospital	Hôpital *n. m.*
Hot	Chaud(e)

Hot flush	Bouffée *n. f.* de chaleur
Humerus	Humérus *n. m.*
Humid/damp/moist	Humide
Humidification	Humidification *n. f.*
Humidifier	Humidificateur *n. m.*
Humidify (to)	Humidifier
Hunger/to be hungry	Faim *n. f.* /avoir faim
Husky voice	Voix *n. f.* voilée
Hydrate (to)	Hydrater
Hydration	Hydratation *n. f.*
Hydrocele	Hydrocèle *n. f.*
Hygiene	Hygiène *n. f.*
Hygienic	Hygiénique
Hygroma	Hygroma *n. m.*
Hymen	Hymen *n. m.*
Hyperemesis	Hyperémèse *n. f.*
Hyperglycaemia	Hyperglycémie *n. f.*
Hypertension	Hypertension *n. f.* (artérielle)
Hyperthermia	Hyperthermie *n. f.*
Hyperthyroidism	Hyperthyroïdie *n. f.*
Hypertrophy	Hypertrophie *n. f.*
Hypnosis	Hypnose *n. f.*
Hypochondria	Hypochondrie *n. f.*
Hypogastrium	Hypogastre *n. m.*
Hypoglycaemia	Hypoglycémie *n. f.*
Hypotension	Hypotension *n. f.* (artérielle)
Hypothermia	Hypothermie *n. f.*
Hypothyroidism	Hypothyroïdie *n. f.*
Hypoxia	Hypoxie *n. f.*
Hysterectomy	Hystérectomie *n. f.*
Hysteria	Hystérie *n. f.*
Hysterical	Hystérique/surexcité(e)
Hysterography	Hystérographie *n. f.*
Hysteroscopy	Hystéroscopie *n. f.*
Hysterotomy	Hystérotomie *n. f.*

I

Ice	Glace *n. f.*
Ice cube	Glaçon *n. m.*
Identify (to)	Identifier
Illness	Maladie *n. f.*
Immobilise (to)	Immobiliser
Immune reaction	Réaction *n. f.* immunitaire
Immunisation	Immunisation *n. f.*
Immunise (to)	Immuniser
Immunity	Immunité *n. f.*
Immunodeficiency	Immunodéficience *n. f.*
Impetigo	Impétigo *n. m.*
Implant	Implant *n. m.*
Impotence	Impuissance *n. f.*
Improve (to)	Améliorer (s')
Improvement	Amélioration *n. f.*
Inadvertently	Inadvertance *n. f.* (par)
Incision	Incision *n. f.*
Incompatibility	Incompatibilité *n. f.*
Incontinence	Incontinence *n. f.*
Incontinent	Incontinent(e)
Incubation period	Incubation *n. f.* période d'–
Incubator	Couveuse *n. f.*
Indigestion	Dyspepsie *n. f.*
Infant	Nourrisson *n. m.*
Infect (to)	Infecter
Infection	Infection *n. f.*
Infiltration	Infiltration *n. f.*
Inflammation	Inflammation *n. f.*
Inflammatory	Inflammatoire
Inform (to)	Informer/avertir
Information	Renseignement *n. m.*
Infusion/herb(al) tea	Infusion *n. f.*
Ingrown nail	Ongle *n. m.* incarné
Inguinal hernia	Hernie *m. f.* inguinale

Inhalation	Inhalation *n. f.*
Inhale (to)	Inhaler
Inject (to)	Injecter
Injection	Injection *n. f.* /piqûre *n. f.*
Injection/sting	Piqûre *n. f.*
Injure (to)	Blesser/léser
Injury	Blessure *n. f.*
Inoperable	Inopérable
Inspire (to)	Inspirer
Instil (to)	Instiller
Insufflate	Insuffler
Insulin	Insuline *n. f.*
Insulin-dependent	Insulino-dépendant(e)
Intensive/palliative care	Soins *m. pl.* intensifs/palliatifs
Interview	Entrevue *n. f.*
Intestinal obstruction	Occlusion *n. f.* intestinale
Intestinal transit/bowel movements	Transit *n. m.* intestinal
Intestine	Intestin *n. m.*
Intolerable/unbearable	Insupportable
Intramuscular	Intramusculaire
Intra-uterine	Intra-utérin(e)
Intravenous	Intraveineux, - euse
Intravenous infusion/drip	Perfusion *n. f.* intraveineuse/goutte-à-goutte *n. m.*
Intravenous pyelogram (IVP)	Urographie *n. f.* intraveineuse (UIV)
Introduce (to) oneself	Présenter (se)
Introduction of a stomach tube	Tubage *n. m.* gastrique
Iodine	Iode *n. m.*
Irregular	Irrégulier, - ière
Irritation	Irritation *n. f.*
Ischaemia	Ischémie *n. f.*
Isolation	Isolement *n. m.*
Itch/to itch	Démangeaison *n. f.* /démanger
IUD : Intra-uterine (contraceptive) device/(coil)	DIU : Dispositif *n. m.* intra-utérin/(stérilet *n. m.*)

J	
Jaundice	Jaunisse *n. f.* /ictère *n. m.*
Jaw	Mâchoire *n. f.*
Jejunostomy	Jéjunostomie *n. f.*
Jejunotomy	Jéjunotomie *n. f.*
Jejunum	Jéjunum *n. m.*
Join/connect (to)	Raccorder
Joint	Articulation *n. f.*
Jot down (to)	Noter
Jugular vein	Jugulaire *n. f.*
Jump (to)	Sauter
Juvenile deliquency	Délinquance *n. f.* juvénile
K	
Kaolin	Kaolin *n. m.*
Keep (to)	Garder
Key	Clef *n. f.* /clé *n. f.*
Kidney	Rein *n. m.*
Kidney dish	Haricot *n. m.*
Kill (to)	Tuer
Knee	Genou *n. m.*
Knee reflex	Réflexe *n. m.* rotulien
Knee support	Genouillère *n. f.*
Knit together (to)	Souder (se)
Knock over/spill (to)	Renverser
Knot	Nœud *n. m.*
Know (to)	Savoir
Knuckle	Articulation *n. f.* du doigt
L	
Label/to label	Étiquette *n. f.* /étiqueter
Labile	Labile
Laboratory	Laboratoire *n. m.*
Laboratory assistant	Laborantin, - ine *n. m.* / *n. f.*
Labour ward	Salle *n. f.* de travail/d'accouchement
Labour/in labour	Travail *n. m.* /en travail

Lacerate (to)	Lacérer
Laceration	Lacération *n. f.*
Lactation	Lactation *n. f.*
Lame/to limp	Boiteux, - euse/boiter
Laminectomy	Laminectomie *n. f.*
Lance (to)	Percer
Lanugo	Lanugo *n. m.*
Laparoscopy	Coelioscopie *n. f.*
Laparotomy	Laparotomie *n. f.*
Laryngectomy	Laryngectomie *n. f.*
Laryngitis	Laryngite *n. f.*
Laryngoscope	Laryngoscope *n. m.*
Laryngoscopy	Laryngoscopie *n. f.*
Laryngospasm	Laryngospasme *n. m.*
Laryngotomy	Laryngotomie *n. f.*
Larynx	Larynx *n. m.*
Laser	Laser *n. m.*
Laxative	Laxatif *n. m.*
Layout (to) a body	Faire la toilette d'un mort
Lead (to) to	Entraîner
Lead poisoning	Saturnisme *n. m.*
Leak/to leak	Fuite *n. f.* /fuir
Left-handed person	Gaucher, - ère *n. m.* / *n. f.*
Leg	Jambe *n. f.*
Legible	Lisible
Lens	Cristallin *n. m.*
Lesion	Lésion *n. f.*
Let (to) go	Lâcher
Lethargic	Léthargique
Leucocyte (white blood cell)	Leucocyte *n. m.* (globule *n. m.* blanc)
Leucopenia	Leucopénie *n. f.*
Leucorrhoea	Leucorrhée *n. f.* (pertes *f. pl.* blanches)
Leukaemia	Leucémie *n. f.*

Level	Niveau *n. m.* /taux *n. m.*
Life	Vie *n. f.*
Lift	Ascenseur *n. m.*
Ligament	Ligament *n. m.*
Ligature	Ligature *n. f.*
Limpidity	Limpidité *n. f.*
Lip	Lèvre *n. f.*
Lipectomy	Lipectomie *n. f.*
Lipid	Lipide *n. m.*
Lipoma	Lipome *n. m.*
Liposuction	Liposuccion *n. f.*
Listeriosis	Listériose *n. f.*
Lithotomy	Lithotomie *n. f.*
Lithotripsy	Lithotripsie *n. f.*
Litmus paper	Papier *n. m.* de tournesol
Litmus test	Réaction *n. f.* au (papier de) tournesol
Liver	Foie *n. m.*
Loan/to loan	Prêt *n. m.* /prêter
Lobectomy	Lobectomie *n. f.*
Lobotomy	Lobotomie *n. f.*
Lochia	Lochies *f. pl.*
Lock (to)	Verrouiller
Long-sightedness	Hypermétropie *n. f.*
Look (to)	Regarder
Lose (to)	Perdre
Lose (to) one's temper	Fâcher (se)
Lose (to) weight	Perdre du poids/maigrir
Lotion	Lotion *n. f.*
Lozenge	Pastille *n. f.*
Lucid/clear	Lucide
Lukewarm/tepid	Tiède
Lumbago	Lumbago *n. m.*
Lumbar puncture	Ponction *n. f.* lombaire
Lump	Grosseur *n. f.* /bosse *n. f.*

Lumpectomy	Tumorectomie *n. f.*
Lung	Poumon *n. m.*
Lung specialist	Pneumologue *n. m.* / *n. f.*
Lupus	Lupus *n. m.*
Lymph	Lymphe *n. f.*
Lymphangitis	Lymphangite *n. f.*
Lymphatic	Lymphatique
Lymphocyte	Lymphocyte *n. m.*
Lymphoma	Lymphome *n. m.*
Lymphorrhoea	Lymphorrhée *n. f.*
Lymphosarcoma	Lymphosarcome *n. m.*

M

Magazine	Magazine *n. m.*
Magnet	Aimant *n. m.*
Mail	Courrier *n. m.*
Make (to) enquiries	Renseigner (se)
Make (to) up for	Rattraper
Make a mistake/be mistaken (to)	Tromper (se)
Malaria	Paludisme *n. m.*
Malignant	Malin, maligne
Mammography	Mammographie *n. f.*
Manage/handle/control (to)	Gérer
Mandrin/stylet	Mandrin *n. m.*
Mania	Manie *n. f.*
Marker/tracer	Marqueur *n. m.*
Massage	Massage *n. m.*
Mastectomy	Mammectomie *n. f.*
Mastitis	Mastite *n. f.*
Mastoidectomy	Mastoïdectomie *n. f.*
Mattress	Matelas *n. m.*
Meal	Repas *n. m.*
Measles/German measles	Rougeole *n. f.* /rubéole *n. f.*
Measure (to)	Mesurer
Meatus	Méat *n. m.*
Medication	Médication *n. f.*

Medicine cupboard	Armoire *n. f.* à pharmacie
Melaena	Méléna *n. m.*
Melanin	Mélanine *n. f.*
Melanocyte	Mélanocyte *n. m.*
Melanoma	Mélanome *n. m.*
Memory/to have a good/bad memory	Mémoire *n. f.* /avoir (une) bonne/mauvaise mémoire
Mend (to)	Réparer
Meningitis	Méningite *n. f.*
Menopause	Ménopause *n. f.*
Menorrhagia	Ménorragie *n. f.*
Mentally handicapped	Handicapé(e) mental(e)
Metastases	Métastases *f. pl.*
Metrorrhagia	Métrorragie *n. f.*
Micturition	Miction *n. f.*
Midwife	Sage-femme *n. f.*
Migraine	Migraine *n. f.*
Miscarriage/spontaneous abortion	Fausse *n. f.* couche
Mistake/by mistake	Erreur *n. f.* /faute *n. f.* /par inadvertance
Mistreat (to)	Maltraiter
Mix (to)	Malaxer
Moist/clammy	Moite
Moisten/dampen (to)	Humecter
Monitor	Moniteur *n. m.*
Morbidity	Morbidité *n. f.*
Morgue	Morgue *n. f.*
Morning sickness	Nausées *f. pl.* matinales
Mosquito bite	Piqûre *n. f.* de moustique
Mother and child care	Protection *n. f.* maternelle et infantile (PMI)
Mottling	Marbrure *n. f.*
Mouth	Bouche *n. f.*
Move (to)	Remuer
Mucus	Mucus *n. m.*
Mumps	Oreillons *m. pl.*

Muscle	Muscle *n. m.*
Mydriasis	Mydriase *n. f.*
Myeloma	Myélome *n. m.*
Myocardial infarction	Infarctus *n. m.* du myocarde
Myocardium	Myocarde *n. m.*
Myoma	Myome *n. m.*
Myopathy	Myopathie *n. f.*
Myopic	Myope
Myxoedema	Myxœdème *n. m.*

N

Nail	Ongle *n. m.*
Nail varnish/polish	Vernis *n. m.* à ongles
Nape of neck	Nuque *n. f.*
Nappy	Couche *n. f.*
Nappy rash	Érythème *n. m.* fessier
Nasal	Nasal(e)
Nausea/queasiness	Nausée *n. f.*
Nauseating	Nauséabond(e)
Neck	Cou *n. m.*
Neck of femur	Col *n. m.* du fémur
Necrosis	Nécrose *n. f.*
Negative	Négatif, - ive
Negative (photo)	Cliché *n. m.*
Negatoscope	Négatoscope *n. m.*
Neglect (to) oneself	Négliger (se)
Neighbour	Voisin(e) *n. m. / n. f.*
Neonatology	Néonatalogie *n. f.*
Nephralgia	Néphralgie *n. f.*
Nephrectomy	Néphrectomie *n. f.*
Nephritis	Néphrite *n. f.*
Nephron	Néphron *n. m.*
Nephrotomy	Néphrotomie *n. f.*
Nerve	Nerf *n. m.*
Nettle sting	Piqûre *n. f.* d'ortie
Nettlerash/urticaria	Urticaire *n. f.*

Neurasthenia	Neurasthénie *n. f.*
Neuritis	Névrite *n. f.*
Neurology	Neurologie *n. f.*
Neuron	Neurone *n. m.*
Neuropathy	Neuropathie *n. f.*
Neurosis	Névrose *n. f.*
Neurosurgery	Neurochirurgie *n. f.*
Neurotic	Névrosé(e) *n. m. / n. f.*
Newborn	Nouveau-né(e) *n. m. / n. f.*
Newspaper	Journal *n. m.*
Nicotine addiction	Tabagisme *n. m.*
Niggling pains	Mouches *f. pl.*
Night light	Veilleuse *n. f.*
Nipple	Mamelon *n. m.*
Nodule	Nodule *n. m.*
Non-profit making	But *n. m.* non lucratif (à)
Nose	Nez *n. m.*
Nose bleed	Saignement *n. m.* de nez
Nosocomial	Nosocomial(e)
Nostril	Narine *n. f.*
Notice board	Tableau *n. m.* d'affichage
Noxious/harmful	Nocif, - ive
Nucleus	Noyau *n. m.*
Numb	Engourdi(e)
Numbness	Engourdissement *n. m.*
Nurse	Infirmier, - ière *n. m. / n. f.*
Nurses' station	Bureau *n. m.* des infirmiers
Nutrition	Nutrition *n. f.*
Nystagmus	Nystagmus *n. m.*

O

Obese	Obèse
Occiput/back of the head	Occiput *n. m.*
Oesophageal varices	Varices *f. pl.* œsophagiennes
Oesophagus	Œsophage *n. m.*
Oil	Huile *n. f.*

Ointment	Pommade *n. f.*
Old	Vieux, vieille
Old age	Vieillesse *n. f.*
Old man	Vieillard *n. m.*
Oncology	Oncologie *n. f.*
Oophorectomy	Ovariectomie *n. f.*
Open (to)	Ouvrir
Open (to) up again [wound]	Rouvrir (se) [plaie]
Open-heart surgery	Opération *n. f.* à cœur ouvert
Operate (to) on	Opérer
Operation	Intervention *n. f.* chirurgicale
Ophthalmologist	Ophtalmologue *n. m. / n. f.*
Ophthalmology	Ophtalmologie *n. f.*
Ophthalmoscope	Ophtalmoscope *n. m.*
Opinion	Avis nm
Orally/rectally	Voie *n. f.* orale/rectale
Orifice	Orifice *n. m.*
Orphan	Orphelin(e) *n. m. / n. f.*
Orthodontist	Orthodontiste *n. m. / n. f.*
Orthogenesis	Orthogenèse *n. f.*
Orthopaedic surgeon	Orthopédiste (chirurgien) *n. m. / n. f.*
Orthopaedics	Orthopédie *n. f.*
Orthoptist	Orthoptiste *n. m. / n. f.*
Osteitis	Ostéite *n. f.*
Osteoarthritis	Arthrose *n. f.*
Osteomyelitis	Ostéomyélite *n. f.*
Osteoporosis	Ostéoporose *n. f.*
Otitis	Otite *n. f.*
Otoscope	Otoscope *n. m.*
Outbreak (fresh)	Recrudescence *n. f.*
Outpatients'department	Service *n. m.* de consultation externe
Ovarian cyst	Kyste *n. m.* de l'ovaire
Ovary	Ovaire *n. m.*

Oven	Four *n. m.*
Overcoat	Pardessus *n. m.*
Overdosage	Surdosage *n. m.*
Overdose	Overdose *n. f.*
Overdraft/to have an overdraft	Découvert *n. m.* /avoir un découvert (à la banque)
Overload	Surcharger
Overloading	Surcharge *n. f.*
Overweight (to be)	Avoir des kilos en trop/un surpoids
Ovulation	Ovulation *n. f.*
Oxygen	Oxygène *n. m.*
Oxygen cylinder	Bouteille *n. f.* d'oxygène
Oxygen mask	Masque *n. m.* à oxygène
Oxygenate (to)	Oxygéner
Oxygen therapy	Oxygénothérapie *n. f.*
Oxyhaemoglobin	Oxyhémoglobine *n. f.*

P

Pacemaker	Pacemaker *n. m.*
Pack (gauze)	Mèche *n. f.*
Pack (to) with gauze	Mécher
Pack/wrap up (to)	Emballer
Package	Paquet *n. m.* /colis *n. m.*
Paediatric nurse's assistant	Aide *n. m.* / *n. f.* puéricultrice
Paediatric nursing	Puériculture *n. f.*
Paediatric/nursery nurse	Puériculteur, - trice *n. m.* / *n. f.*
Paediatrician	Pédiatre *n. m.* / *n. f.*
Paediatrics	Pédiatrie *n. f.*
Pain/pains	Douleur *n. f.* /maux *m. pl.*
Painful/sore	Douloureux, - euse
Painkiller/sedative	Calmant *n. m.* /sédatif *n. m.*
Painless	Indolore
Paint (to)	Badigeonner
Palate	Palais *n. m.*
Pale	Pâle

Pale (to turn)	Pâlir
Paleness	Pâleur
Palliative	Palliatif, - ive
Palm	Paume *n. f.*
Palpable	Palpable
Palpable bladder	Globe *n. m.* vésical
Palpate (to)	Palper
Palpation	Palpation *n. f.*
Pancreas	Pancréas *n. m.*
Pancreatitis	Pancréatite *n. f.*
Pant (to)	Haleter
Paper clip	Trombone *n. m.*
Paralyse (to)	Paralyser
Paralysed	Paralysé(e)
Paralysis	Paralysie *n. f.*
Paramedic	Auxiliaire *n. m. / n. f.* médical(e)
Paranoia	Paranoïa *n. f.*
Paraplegia	Paraplégie *n. f.*
Paraplegic	Paraplégique
Parasite	Parasite *n. m.*
Pass on/transmit (to)	Transmettre
Passive smoking	Tabagisme *n. m.* passif
Patch (skin)	Patch *n. m.*
Patella/kneecap	Rotule *n. f.*
Pathogenic	Pathogène
Pathology	Pathologie *n. f.*
Patient	Malade *n. m. / n. f.*
Payslip	Fiche *n. f.* de paye
Pectoral muscle	Pectoral *n. m.*
Pediluvium	Pédiluve *n. m.*
Pelvimetry	Pelvimétrie *n. f.*
Pelvis	Bassin *n. m.*
Penis	Pénis *n. m.* /zizi *n. m.* (langage enfantin)
Percutaneous	Percutané(e)

Perforate (to)	Perforer
Pericarditis	Péricardite *n. f.*
Pericardium	Péricarde *n. m.*
Periods	Règles *f. pl.*
Peristalsis	Péristaltisme *n. m.*
Peritoneal dialysis	Dialyse *n. f.* péritonéale
Peritoneum	Péritoine *n. m.*
Peritonitis	Péritonite *n. f.*
Permission/authorisation	Permission *n. f.*
Peroperative	Peropératoire
Person suffering from Parkinson's disease	Parkinsonien, - ienne *n. m.* / *n. f.*
Perspiration	Transpiration *n. f.*
Perspire (to)	Transpirer
Pessary	Ovule *n. m.* /pessaire *n. m.*
Petechia/punctate haemorrhage	Pétéchie *n. f.*
Phaeochromocytoma	Phéochromocytome *n. m.*
Pharmacist	Pharmacien, - ienne *n. m.* / *n. f.*
Pharmacology	Pharmacologie *n. f.*
Pharmacy	Pharmacie *n. f.*
Pharyngectomy	Pharyngectomie *n. f.*
Pharyngitis	Pharyngite *n. f.*
Pharyngoscopy	Pharyngoscopie *n. f.*
Pharyngotomy	Pharyngotomie *n. f.*
Pharynx	Pharynx *n. m.*
Phenotype	Phénotype *n. m.*
Phimosis	Phimosis *n. m.*
Phlebectomy	Phlébectomie *n. f.*
Phlebitis	Phlébite *n. f.*
Phlebotomy	Phlébotomie *n. f.*
Phlegm	Glaire *n. f.*
Phlegmon/abscess	Phlegmon *n. m.*
Phobia	Phobie *n. f.*
Photophobia	Photophobie *n. f.*
Phototherapy	Photothérapie *n. f.*

Physiotherapist	Kinésithérapeute *n. m.* / *n. f.*
Physiotherapy	Kinésithérapie *n. f.*
Pill (contraceptive)/to be on the pill	Pilule *n. f.* /prendre la pilule
Placebo	Placebo *n. m.*
Placenta	Placenta *n. m.*
Plan (to)	Prévoir
Plasma	Plasma *n. m.*
Plaster/plaster of Paris	Plâtre *n. m.* /plâtre de moulage
Platelet	Plaquette *n. f.*
Pleura	Plèvre *n. f.*
Pleurisy	Pleurésie *n. f.*
Pneumonectomy	Pneumonectomie *n. f.*
Pneumonia	Pneumonie *n. f.*
Pneumothorax	Pneumothorax *n. m.*
Poison	Poison *n. m.*
Poisonous	Vénéneux, - euse
Poliomyelitis	Poliomyélite *n. f.*
Polydipsia	Polydipsie *n. f.*
Polyp	Polype *n. m.*
Polyuria	Polyurie *n. f.*
Post-mortem	Autopsie *n. f.*
Postnatal	Postnatal(e)
Postoperative	Postopératoire
Postpone/defer (to)	Repousser
Postprandial	Postprandial(e)
Postural drainage	Drainage *n. m.* postural
Pouch of Douglas	Douglas (cul-de-sac *n. m.* de)
Pour (to)	Verser
Powder	Poudre *n. m.*
Pram	Landau *n. m.*
Precaution	Précaution *n. f.*
Pregnancy	Grossesse *n. f.*
Pregnant	Enceinte
Premature	Prématuré(e)

Premedication	Prémédication *n. f.*
Premenstrual (syndrome, tension)	Prémenstruel (syndrome)
Prepare (to)	Préparer
Prepuce/foreskin	Prépuce *n. m.*
Prescribe	Prescrire
Prescription	Prescription *n. f.* /ordonnance *n. f.*
Pressure sore/decubitus ulcer/bedsore	Escarre *n. f.*
Prevent (to)	Empêcher
Proctitis	Proctite *n. f.*
Progesterone	Progestérone *n. f.*
Prognosis	Pronostic *n. m.*
Projectile vomiting	Vomissement *n. m.* en fusée/en jet
Prolapse	Prolapsus *n. m.*
Prolapse of the umbilical cord	Procidence *n. f.* du cordon
Prolapsed	Prolabé(e)
Prolapsed intervertebral disc	Hernie *n. f.* discale
Prophylaxis	Prophylaxie *n. f.*
Prostate	Prostate *n. f.*
Prostatectomy	Prostatectomie *n. f.*
Prosthesis	Prothèse *n. f.*
Proteinuria	Protéinurie *n. f.*
Pruritis	Prurit *n. m.*
Psoriasis	Psoriasis *n. m.*
Psychiatrist	Psychiatre *n. m. / n. f.*
Psychiatry	Psychiatrie *n. f.*
Psychoanalysis	Psychanalyse *n. f.*
Psychoanalyst	Psychanalyste *n. m. / n. f.*
Psychologist	Psychologue *n. m. / n. f.*
Psychology	Psychologie *n. f.*
Psychopath	Psychopathe *n. m. / n. f.*
Psychosis	Psychose *n. f.*
Psychotherapist	Psychothérapeute *n. m. / n. f.*
Psychotherapy	Psychothérapie *n. f.*
Ptosis	Ptose *n. f.*

Pubic bone	Pubis *n. m.* (os)
Puffiness	Boursouflure *n. f.*
Pull/draw (to)	Tirer
Pulmonary embolism	Embolie *n. f.* pulmonaire
Pulse	Pouls *n. m.*
Pump : insulin/morphine	Pompe *n. f.* à insuline/à morphine
Pupil	Pupille *n. f.*
Purplish	Violacé(e)
Purulent	Purulent(e)
Pus	Pus *n. m.*
Pushchair/stroller	Poussette *n. f.* (pour enfant)
Pustule	Pustule *n. f.*
Put (to) back to bed	Recoucher
Put (to) on a drip	Perfuser
Put (to) on weight	Grossir
Put (to) one's clothes back on	Rhabiller (se)
Put (to) to sleep again	Rendormir
Pyelonephritis	Pyélonéphrite *n. f.*
Pylorus	Pylore *n. m.*
Pyretic	Pyrétique
Pyrexia	Pyrexie *n. f.*
Q	
Quadriceps	Quadriceps *n. m.*
Quadriplegia/tetraplegia	Quadriplégie *n. f.* /tétraplégie *n. f.*
Quadriplegic/tetraplegic	Quadriplégique *n. m.* / *n. f.* /tétraplégique *n. m.* / *n. f.*
Quantify (to)	Quantifier
Quantity/amount	Quantité *n. f.*
Quarter	Quart *n. m.*
Quincke's oedema	Quincke, œdème *n. m.* de
Quintuplets	Quintuplés, - ées *m. pl.* / *f. pl.*
Quit (to)	Quitter
Quiver/tremble (to)	Frissonner/frémir/trembler
R	
Rabid	Enragé(e)

Rabies	Rage *n. f.*
Radio	Poste *n. m.* de radio/radio *n. f.*
Radiographer/X-ray technician	Manipulateur *n. m.* radio
Radiologist	Radiologue *n. m.* / *n. f.*
Raise (to)	Soulever
Rale/rattle	Râle *n. m.*
Ramp	Rampe *n. f.*
Rape/to rape	Viol *n. m.* /violer
Rash	Rash *n. m.* /éruption *n. f.*
Rave (to)	Délirer
Raw	Cru(e)
Razor	Rasoir *n. m.*
Razor blade	Lame *n. f.* de rasoir
React (to)	Réagir
Reaction	Réaction *n. f.*
Reading	Lecture *n. f.*
Reassure (to)	Rassurer
Receipt (acknowledgement of)	Récépissé *n. m.*
Reconstructive surgery	Chirurgie *n. f.* réparatrice
Recover (to)	Récupérer/se rétablir/se remettre
Recovery	Guérison *n. f.* /rétablissement *n. m.*
Recurrence	Récidive *n. f.*
Red/white corpuscles	Globules *m. pl.* rouges/blancs
Redden/blush (to)	Rougir
Reddish	Rougeâtre
Redness	Rougeur *n. f.*
Reflex	Réflexe *n. m.*
Reflux	Reflux *n. m.*
Refuse (to)	Refuser
Regurgitation	Régurgitation *n. f.*
Rehabilitation	Rééducation *n. f.*
Rehabilitation centre	Centre *n. m.* de réadaptation
Reheat (to)	Réchauffer
Reimburse (to)	Rembourser
Reinforce (to)	Renforcer

Reject (to)	Rejeter
Relapse	Rechute *n. f.*
Remind (to)	Rappeler
Remission	Rémission *n. f.*
Remove (to)	Ôter/enlever
Remove/take a sample of (to)	Prélever
Remove/take out (to)	Retirer
Renal colic	Colique *n. f.* néphrétique
Renal/cardiac insufficiency	Insuffisance *n. f.* rénale/cardiaque
Repair	Cure *n. f.*
Repatriate (to)	Rapatrier
Repeat (to)	Répéter
Replace (to)	Remplacer
Reply	Réponse *n. f.*
Reply (to)	Répondre
Report (to)	Signaler
Resistant	Résistant(e)
Resolve/solve (to)	Résoudre
Resorb (to)	Résorber
Respiration : artificial –	Respiration *n. f.* : – artificielle
Respiration/breathing	Respiration *n. f.*
Respiratory/digestive/urinary tract	Voies *f. pl.* respiratoires/digestives/urinaires
Respite/rest	Répit *n. m.*
Rest	Repos *n. m.*
Result	Résultat *n. m.*
Resuscitate (to)	Réanimer
Resuscitation	Réanimation *n. f.*
Retch (to)	Avoir des haut-le-cœur
Retention	Rétention *n. f.*
Retention of placenta	Rétention *n. f.* placentaire
Retina	Rétine *n. f.*
Return (to)	Revenir
Rewind (to)	Remonter
Rheumatism	Rhumatisme *n. m.*

Rheumatologist	Rhumatologue *n. m.* / *n. f.*
Rhinitis	Rhinite *n. f.*
Rib	Côte *n. f.*
Rickets	Rachitisme *n. m.*
Rigid	Raide
Rigidity	Raideur *n. f.*
Rigor mortis	Rigidité *n. f.* cadavérique
Ring (to)	Sonner
Rinse (to) out one's mouth	Rincer (se) la bouche
Risk	Risque *n. m.*
Rub (to)	Frotter/frictionner
Rubber	Caoutchouc *n. m.*
Rumble (to) (intestines)	Gargouiller (intestins)
Run (to)	Courir
Running away/to run away	Fugue *n. f.* /faire une –
Rupture (to)	Rupture *n. f.*

S

Sabbatical year	Année *n. f.* sabbatique
Sacrum	Sacrum *n. m.*
Safety pin	Épingle *n. f.* de sûreté
Salary scale	Échelle *n. f.* des salaires/traitements
Saliva	Salive *n. f.*
Salivation	Salivation *n. f.*
Salpingitis	Salpingite *n. f.*
Sample	Échantillon *n. m.*
Sandbag	Sac *n. m.* de sable
Sanitary towel	Garniture *n. f.* périodique
Sarcoidosis	Sarcoïdose *n. f.*
Sarcoma	Sarcome *n. m.*
Saturation	Saturation *n. f.*
Save (to)	Sauver
Saw	Scie *n. f.*
Saw (to)	Scier
Scab	Croûte *n. f.*

Scabies	Gale *n. f.*
Scan (ultrasound)	Échographie *n. f.*
Scanner	Scanner *n. m.*
Scapula/shoulder blade	Omoplate *n. f.*
Scar	Cicatrice *n. f.*
Scarlet fever	Scarlatine *n. f.*
Schizophrenia	Schizophrénie *n. f.*
Schizophrenic	Schizophrène *n. m. / n. f.*
Sciatica	Sciatique *n. f.*
Scintigraphy	Scintigraphie *n. f.*
Sclerosis	Sclérose *n. f.*
Scoliosis	Scoliose *n. f.*
Scrape/scratch	Égratignure *n. f.* /éraflure *n. f.*
Scratch (to)	Gratter
Screen	Paravent *n. m.*
Scrotum	Scrotum *n. m.* /bourses *f. pl.*
Scurvy	Scorbut *n. m.*
Search (to)	Rechercher
Seasickness	Mal *n. m.* de mer
Seat/breech delivery	Siège *n. m.* /accouchement par le –
Sebaceous	Sébacé(e)
Sebum	Sébum *n. m.*
Secondary infection	Surinfection *n. f.*
Secretion	Sécrétion *n. f.*
Sedation	Sédation *n. f.*
Sedative	Sédatif *n. m.*
See (to)	Voir
Seminal vesicles	Vésicules *f. pl.* séminales
Send (to)	Envoyer
Senile dementia	Démence *n. f.* sénile
Sensation	Sensation *n. f.*
Sensitive	Sensible
Sensitivity	Sensibilité *n. f.*
Septicaemia	Septicémie *n. f.*
Septum	Septum *n. m.*

Sequel/after-effect	Séquelle *n. f.*
Seroconversion	Séroconversion *n. f.*
Serology	Sérologie *n. f.*
Seropositive	Séropositif, - ive
Serosity	Sérosité *n. f.*
Serum	Sérum *n. m.*
Session	Séance *n. f.*
Settle (to) in an armchair	Installer (s') dans un fauteuil
Sever/cut (to)	Couper
Sever/split (to) (catheter, artery)	Sectionner/(cathéter *n. m.*, artère *n. f.*)
Sexually transmitted disease (STD)	Maladie *n. f.* sexuellement transmissible (MST)
Shake (to)	Agiter/secouer
Shampoo	Shampooing *n. m.*
Shave/to shave	Rasage *n. m.* /raser
Sheep skin	Peau *n. f.* de mouton
Shelf	Rayon *n. m.* /étagère *n. f.*
Shin pad/legging	Jambière *n. f.*
Shin/tibia	Tibia *n. m.*
Shingles/herpes zoster	Zona *n. m.*
Shiver/tremble (to)	Trembler
Shock/to be in a state of shock	Choc *n. m.* /être en état de choc
Shortage	Pénurie *n. f.*
Short-sightedness	Myopie *n. f.*
Shoulder	Épaule *n. f.*
Shout (to)	Crier
Shroud	Linceul *n. m.*
Shut/close (to)	Fermer
Shutter	Volet *n. m.*
Sick benefit	Prestations *f. pl.* de l'assurance maladie
Sick leave	Congé *n. m.* de maladie
Sigh	Soupir *n. m.*
Sigmoiditis	Sigmoïdite *n. f.*
Sign	Signe *n. m.*

Single dose	Unidose *n. f.*
Sinus	Sinus *n. m.*
Sinus rhythm	Rythme *n. m.* sinusal
Sinusitis	Sinusite *n. f.*
Sip	Petite gorgée *n. f.*
Sit somebody up/down (to)	Asseoir
Sit up/straighten up (to)	Redresser
Skeleton	Squelette *n. m.*
Skin	Peau *n. f.*
Skin graft	Greffe *n. f.* de peau
Skull	Crâne *n. m.*
Sleep	Sommeil *n. m.*
Sleep (to)	Dormir
Sleeping tablet	Somnifère *n. m.*
Sleepwalker	Somnambule *n. m.* / *n. f.*
Sleepy	Somnolent(e)
Sling	Écharpe *n. f.*
Slip (to)	Glisser
Slipper	Pantoufle *n. f.*
Slow (to) down	Ralentir
Slowly	Lentement
Slur (to)	Mal articuler
Small intestine	Intestin *n. m.* grêle
Smallpox	Variole *n. f.*
Smoke (to)	Fumer
Sneeze (to)	Éternuer
Snore (to)	Ronfler
Snoring	Ronflement
Soak (to)	Tremper
Soap	Savon *n. m.*
Socket	Prise *n. f.* de courant
Soft corn	Œil-de-perdrix *n. m.*
Soft palate/shadow on the lung	Voile *n. f.* du palais/au poumon
Soften (to)	Ramollir
Solution	Solution *n. f.*

Soothe (to)	Calmer/apaiser
Sore throat/to have a sore throat	Angine *n. f.* /avoir mal à la gorge
Sort/sort out (to)	Trier
Spasm	Spasme *n. m.*
Spasmophilia	Spasmophilie *n. f.*
Spatula	Spatule *n. f.*
Spectacles/glasses	Lunettes *f. pl.*
Speculum	Spéculum *n. m.*
Speech therapist	Orthophoniste *n. m.* / *n. f.*
Speech therapy	Orthophonie *n. f.*
Speed	Vitesse *n. f.*
Spermatozoon	Spermatozoïde *n. m.*
Sphygmomanometer	Tensiomètre *n. m.*
Spike	Pic *n. m.*
Spina bifida	Spina bifida *n. m.*
Spinal anaesthetic	Rachianesthésie *n. f.*
Spinal cord	Moelle *n. f.* épinière
Spittle/sputum	Crachat *n. m.*
Spittoon/sputum pot	Crachoir *n. m.*
Splatter (to) with blood	Éclabousser de sang
Spleen	Rate *n. f.*
Splenectomy	Splénectomie *n. f.*
Splint	Attelle *n. f.* /éclisse *n. f.*
Splinter	Écharde *n. f.*
Spondylitis	Spondylite *n. f.*
Spoon	Cuillère *n. f.*
Spoonful	Cuillerée *n. f.*
Spot	Tache *n. f.*
Sprain	Entorse *n. f.* /foulure *n. f.*
Sprained	Foulé(e)
Squint	Strabisme *n. m.*
Stab (to)/to be stabbed	Poignarder/donner (recevoir) un coup de couteau
Stab wound	Coup *n. m.* de couteau
Stagger (to)	Tituber

Stagnation	Stagnation *n. f.*
Stammer (to)	Bégayer
Stand (to) out (vein)	Saillir (veine)
Stapedectomy	Stapédectomie *n. f.*
Staphylococcus	Staphylocoque *n. m.*
Staple	Agrafer
Stapler	Agrafeuse *n. f.*
Stasis	Stase *n. f.*
Stenosis	Sténose *n. f.*
Step	Marche *n. f.*
Step (to) back	Reculer
Sterile	Stérile
Sterilisation	Stérilisation *n. f.*
Sterility	Stérilité *n. f.*
Sternum	Sternum *n. m.*
Steroid	Stéroïde *n. m.*
Stethoscope	Stéthoscope *n. m.*
Stillborn	Mort-né(e) *n. m. / n. f.*
Stimulate (to)	Stimuler
Sting/prick (to)	Piquer
Stomach	Estomac *n. m.*
Stomach lavage/washout	Lavage *n. m.* d'estomac
Stomach ulcer	Ulcère *n. m.* à l'estomac
Store in a dark/dry place	Conserver à l'abri de la lumière/de l'humidité
Strabismus	Strabisme *n. m.*
Strangle (to)	Étrangler
Strangulated hernia	Hernie *n. f.* étranglée
Strawberry mark	Tache *n. f.* de vin
Stress	Stress *n. m.*
Stress test	Épreuve *n. f.* d'effort
Stretch marks	Vergetures *f. pl.*
Striated	Strié(e)
Stridor	Stridor *n. m.*

Stripper (instrument used for stripping varicose veins)	Tire-veine *n. m.* (instrument utilisé pour l'ablation chirurgicale des varices)
Stroke	Attaque *n. f.*
Stuffed up (to have a) nose	Avoir le nez pris
Stump	Moignon *n. m.*
Sty (e)	Orgelet *n. m.*
Subclavian	Sous-clavier, - ière
Subcutaneous (sc)	Sous-cutané(e) (sc)
Sudden/unexpected	Inopiné(e)
Suffer (to)	Souffrir
Suffering	Souffrance *n. f.*
Suffering from high blood pressure	Hypertendu(e)
Suicide	Suicide *n. m.*
Suicide attempt	Tentative *n. f.* de suicide
Sunburn	Coup *n. m.* de soleil
Sunstroke	Insolation *n. f.*
Suppository	Suppositoire *n. m.*
Suppurate/fester (to)	Suppurer
Suppuration	Suppuration *n. f.*
Surgery	Chirurgie *n. f.*
Surgery/medical practice	Cabinet *n. m.* médical
Surgical collar	Minerve *n. f.*
Suture/stitch	Surjet *n. m.* /suture *n. f.* /fil *n. m.*
Swab	Écouvillon *n. m.*
Swab (wound)	Prélèvement (cicatrice)
Swallow (to)	Avaler
Sweat/perspiration	Sueur *n. m.* /transpiration *n. f.*
Swell/distend (to)	Gonfler
Swelling	Enflure *n. f.*
Swollen	Enflé(e)
Symptom	Symptôme *n. m.*
Syncope/fainting fit/black out	Syncope *n. f.*
Syndrome	Syndrome *n. m.*
Synechia	Synéchie *n. f.*

Synovitis	Synovite *n. f.*
Syringe	Seringue *n. f.*
Syrup	Sirop *n. m.*
Systole	Systole *n. f.*
T	
Tablet	Comprimé *n. m.* /cachet *n. m.*
Tachyarrhythmia	Tachyarythmie *n. f.*
Tachycardia	Tachycardie *n. f.*
Take (to)	Prendre
Take (to) care of somebody	Occuper (s') de quelqu'un
Talcum powder	Talc *n. m.*
Tampon	Tampon *n. m.*
Taut/tense	Tendu(e)
Tear	Larme *n. f.*
Teat	Tétine *n. f.*
Telephone answering machine	Répondeur *n. m.*
Telephone operator	Standardiste *n. m.* / *n. f.*
Temperature	Température *n. f.*
Temple	Tempe *n. f.*
Temporary (colostomy)	Provisoire (colostomie *n. f.*)
Temporary replacement	Vacataire *n. m.* / *n. f.*
Tendinitis	Tendinite *n. f.*
Tenesmus	Ténesme *n. m.*
Teratogenic	Tératogène
Terminally ill	En phase terminale
Termination of pregnancy (TOP)	Interruption *n. f.* volontaire de grossesse (IVG)
Test	Test *n. m.*
Test (to)	Tester
Testicle	Testicule *n. m.*
Testosterone	Testostérone *n. f.*
Tetanus	Tétanos *n. m.*
Tetany	Tétanie *n. f.*
Tetraplegia	Tétraplégie *n. f.*
Tetraplegic	Tétraplégique

Thalassaemia	Thalassémie *n. f.*
Thank (to)	Remercier
Thermometer	Thermomètre *n. m.*
Thigh	Cuisse *n. f.*
Thin	Maigre
Thirst	Soif *n. f.*
Thoracotomy	Thoracotomie *n. f.*
Thorax	Thorax *n. m.*
Throat	Gorge *n. f.*
Throat spray	Collutoire *n. m.* (en spray)
Thrombocytopenia	Thrombocytopénie *n. f.*
Thrombosis	Thrombose *n. f.*
Throw (to)	Jeter
Thumb	Pouce *n. f.*
Thymectomy	Thymectomie *n. f.*
Thymus	Thymus *n. m.*
Thyroid	Thyroïde *n. f.*
Thyroidectomy	Thyroïdectomie *n. f.*
Thyrotoxicosis	Thyrotoxicose *n. f.*
Thyroxin	Thyroxine *n. f.*
Tidy (to) up	Ranger
Timetable	Emploi *n. m.* du temps
Tingle (to)	Picoter
Tingling	Picotement *n. m.*
Tinnitus	Acouphène *n. m.*
Tired	Fatigué(e)
Tissue	Tissu *n. m.*
Toe, little/big	Orteil *n. m.*, petit/gros
Toilet/lavatory	Waters *m. pl.* /toilettes *f. pl.* /W.-C.
Tolerable/bearable	Supportable
Tolerance	Tolérance *n. f.*
Tolerate (to)	Supporter
Tomography	Tomographie *n. f.*
Tongue depressor/spatula	Abaisse-langue *n. m.*

Tongue/to have a furred tongue	Langue *n. f.* /avoir la langue chargée
Tonsil	Amygdale *n. f.*
Tonsillectomy	Amygdalectomie *n. f.*
Tooth	Dent *n. f.*
Toothache/to have –	Mal *n. m.* de dents/avoir mal aux dents
Toothless	Édenté(e)
Torch	Lampe *n. f.* de poche
Torn	Déchiré(e)
Torsion of the testicle	Torsion *n. f.* du testicule
Torso/to strip to the waist	Torse *n. m.* /se mettre torse nu
Torticollis	Torticolis *n. m.*
Touch (to)	Toucher
Tourniquet (to apply a – to somebody)	Garrot *n. m.* /tourniquet *n. m.* (poser un – à quelqu'un)
Towel	Serviette *n. f.*
Towel rail	Porte-serviettes *n. m.*
Toxaemia/blood poisoning	Toxémie *n. f.*
Toxicity	Toxicité *n. f.*
Toxicology	Toxicologie *n. f.*
Toxin	Toxine *n. f.*
Toxoplasmosis	Toxoplasmose *n. f.*
Trachea	Trachée *n. f.*
Tracheitis	Trachéite *n. f.*
Tracheostomy	Trachéostomie *n. f.*
Tracheotomy	Trachéotomie *n. f.*
Tranquilliser	Tranquillisant *n. m.*
Transfer	Transfert *n. m.*
Transfer (to)	Transférer
Transfuse/give a blood transfusion (to)	Transfuser
Translate (to)	Traduire
Transmission	Transmission *n. f.*
Transplant	Greffe *n. f.*
Transplantation	Transplantation *n. f.*

Trauma	Traumatisme *n. m.*
Treat/look after (to)	Soigner/traiter
Treatment	Traitement *n. m.* /soins *m. pl.*
Treatment room	Salle *n. f.* de soins
Trepanation	Trépanation *n. f.*
Triple therapy	Trithérapie *n. f.*
Trisomy 21 [twenty-one] (Down's syndrome)	Trisomie *n. f.* 21 [vingt et un]
Trocar	Trocart *n. m.*
Trunk	Tronc *n. m.*
Tube	Tube *n. m.*
Tuberculosis	Tuberculose *n. f.*
Tuberosity	Tubérosité *n. f.*
Tumefaction/swelling	Tuméfaction *n. f.*
Tumour	Tumeur *n. f.*
Turgescence	Turgescence *n. f.*
Twin	Jumeau, -elle *n. m.* / *n. f.*
Twin (pregnancy)	Gémellaire (grossesse *n. f.*)
Twist (to) one's wrist/ankle	Tordre (se) le poignet/la cheville
Twitch	Tic *n. m.*
Tympanoplasty	Tympanoplastie *n. f.*
Tympanum/eardrum	Tympan *n. m.*
Typhoid (fever)	Typhoïde *n. f.* (fièvre)
Typhus	Typhus *n. m.*

U

Ulcer	Ulcère *n. m.*
Ulcerated/ulcerous	Ulcéreux, - euse
Ulceration	Ulcération *n. f.*
Ultrasound	Ultrason *n. m.*
Umbilical cord	Cordon *n. m.* ombilical
Umbilical hernia	Hernie *n. f.* ombilicale
Umbilicus	Ombilic *n. m.*
Unbalanced or mentally disturbed person	Déséquilibré(e) *n. m.* / *n. f.*
Uncertain	Aléatoire

Uncommunicative	Renfermé(e)
Unconscious	Sans connaissance/inconscient(e)
Undergarment	Sous-vêtement *n. m.*
Undernourished	Sous-alimenté(e)
Underpants	Caleçon *n. m.* /slip *n. m.*
Undertaker's	Pompes *f. pl.* funèbres
Undigested	Non digéré(e)
Undress (to)	Déshabiller (se)
Undrinkable	Imbuvable
Unexpected	Imprévu(e)
Unhappy	Malheureux, - euse/triste
Unhealthy	Malsain(e)
Unpack (to)	Déballer
Unreadable	Illisible
Unshaven	Non rasé(e)
Unstable/unsteady	Instable
Until further notice	Jusqu'à nouvel ordre
Unwell	Indisposé(e)/souffrant(e)
Update (to)	Mettre à jour
Upper/lower maxilla	Maxillaire *n. m.* supérieur/inférieur
Upset (to)	Bouleverser/déranger
Uraemia	Urémie *n. f.*
Uraemic	Urémique
Urea	Urée *n. f.*
Ureter	Uretère *n. m.*
Urethra	Urètre *n. m.*
Urethrocele	Urétrocèle *n. f.*
Urethroplasty	Urétroplastie *n. f.*
Urethroscopy	Urétroscopie *n. f.*
Urethrostomy	Urétrostomie *n. f.*
Urinal	Urinal *n. m.*
Urinalysis	Analyse *n. f.* d'urine
Urinary incontinence	Incontinence *n. f.* urinaire
Urinary output	Débit *n. m.* urinaire
Urinate (to)	Uriner

Urine	Urines *f. pl.*
Urogenital (genitourinary)	Urogénital(e)
Urologist	Urologue *n. m. / n. f.*
Urology	Urologie *n. f.*
Use (to)	Utiliser
Uterus	Utérus *n. m.*
Uveitis	Uvéite *n. f.*
Uvula	Uvule *n. f.*

V

Vaccinate/innoculate (to)	Vacciner
Vaccination	Vaccination *n. f.*
Vaccine	Vaccin *n. m.*
Vacuity	Vacuité *n. f.*
Vagina	Vagin *n. m.*
Vaginal thrush/athlete's foot	Mycose *n. f.* vaginale/du pied
Vaginal/rectal examination	Toucher *n. m.* vaginal/rectal
Vagotomy	Vagotomie *n. f.*
Valid (able-bodied person)	Valide (personne)
Validate (to)	Valider
Valve	Valvule *n. f.*
Vaporise (to)	Vaporiser
Vaporiser/spray	Pulvérisateur *n. m.* (pour médicament)
Varicose veins	Varices *f. pl.*
Vascularisation	Vascularisation *n. f.*
Vasoconstriction	Vasoconstriction *n. f.*
Vasoconstrictor	Vasoconstricteur *n. m.*
Vasodil(at)ation	Vasodilatation *n. f.*
Vasodilator	Vasodilatateur *n. m.*
Vault of the cranium/hard palate/arch of the foot	Voûte *n. f.* crânienne/palatine/plantaire
Vein	Veine *n. f.*
Vein specialist	Phlébologue *n. m. / n. f.*
Vena cava	Veine *n. f.* cave
Ventilate (to)	Ventiler

Ventilation	Ventilation *n. f.*
Ventilator	Ventilateur *n. m.*
Ventouse/vacuum extractor	Ventouse *n. f.* obstétricale
Ventricle	Ventricule *n. m.*
Vernix	Vernix *n. m.*
Verruca	Verrue *n. f.*
Vertebra	Vertèbre *n. f.*
Vertigo	Vertige *n. m.*
Virus	Virus *n. m.*
Viscera	Viscères *m. pl.*
Vision	Vision *n. f.*
Visit (to)/visiting hours	Visiter/heures *f. pl.* de visites
Vitamin	Vitamine *n. f.*
Vitamin deficiency	Carence *n. f.* en vitamines
Volume	Volume *n. m.*
Vomit (to)	Vomir
Vomiting/vomit	Vomissement *n. m.*
Vulva	Vulve *n. f.*
Vulvectomy	Vulvectomie *n. f.*
Vulvitis	Vulvite *n. f.*
Vulvovaginitis	Vulvovaginite *n. f.*

W

Waaler-Rose test	Waaler-Rose (réaction *n. f.* de)
Wait (to)	Patienter
Waking up (on)	Réveil *n. m.* (au)
Wall	Paroi nf
Wardship/guardianship, to be made a ward of court	Tutelle *n. f.*, être placé(e) sous –
Warm	Chaud(e)
Warn (to)	Prévenir/avertir
Wash (to) one's hands/face	Laver (se) les mains/la figure
Watch (to)	Surveiller
Watch (to) over	Veiller
Water/urine retention	Rétention *n. f.* d'eau/d'urine
Watering (of the eye)	Larmoiement *n. m.*

Watertightness/airtightness	Étanchéité *n. f.* à l'eau/à l'air
Weak spots in the abdominal wall	Zones *f. pl.* herniaires
Weakness	Faiblesse *n. f.*
Wean (to)	Sevrer
Weaning	Sevrage *n. m.*
Weep/cry (to)	Pleurer
Weep/ooze (to)	Suinter
Weeping/oozing	Suintement
Wee-wee (baby talk)	Pipi *n. m.* (langage enfantin)
Weight	Poids *n. m.*
Welfare benefits	Avantages *m. pl.* sociaux
Welfare centre	Centre *n. m.* d'assistance sociale
Welfare payments	Prestations *f. pl.* sociales
Welfare worker	Travailleur, - euse social(e)
Wheezing	Sifflement
Whiplash injury	Coup *n. m.* du lapin
Whitlow	Panaris *n. m.*
Whooping cough/pertussis	Coqueluche *n. f.*
Willebrand's (von) factor	Willebrand (facteur *n. m.* de von)
Wilms' tumour	Wilms (tumeur de)
Wind/gas (to have)	Avoir des renvois
Wisdom tooth	Dent *n. f.* de sagesse
Withdrawal symptoms	Symptômes *m. pl.* de manque
Wolff-Parkinson-White syndrome	Wolff-Parkinson-White (syndrome de)
Work (to)	Travailler
Worm	Ver *n. m.*
Worry (to)	Inquiéter (s')
Worsen/deteriorate (to)	Empirer/se détériorer
Wound	Plaie *n. f.*
Wrist	Poignet *n. m.*
Write/compose (to)	Rédiger

XYZ

X X males	X X (syndrome des hommes)
Xanthelasma	Xanthélasma *n. m.*

Xanthochromia	Xanthochromie *n. f.*
Xeroderma	Xérodermie *n. f.*
Xerophthalmia	Xérophtalmie *n. f.*
X-ray examination	Examen *n. m.* radioscopique
X-ray treatment/radiotherapy	Radiothérapie *n. f.*
X-ray/to have an X-ray	Radiographie *n. f.* /radio *n. f.* /se faire faire une radio
X-rays	Rayons *m. pl.* X
Yawn (to)	Bâiller
Yellow fever	Fièvre *n. f.* jaune
Yoghurt	Yaourt *n. m.*
Zimmer® aid/walking frame	Déambulateur *n. m.*

ORGANISMES / *ORGANISATIONS*

ACOSS	Agence centrale des organismes de Sécurité sociale
AGIRC	Association générale des institutions de retraite des cadres
ASSEDIC	Association pour l'emploi dans l'industrie et le commerce
CAF	Caisse d'allocations familiales
CARMF	Caisse autonome de retraite des médecins français
CEE	Communauté économique européenne
CNAF	Caisse nationale d'allocations familiales
CNAM	Caisse nationale d'assurance maladie
CNAVTS	Caisse nationale d'assurance vieillesse des travailleurs salariés
CNRS	Centre national de la recherche scientifique
CPAM	Caisse primaire d'assurance maladie
CRAM	Caisse régionale d'assurance maladie
DDASS	Direction départementale de l'action sanitaire et sociale
DRASS	Direction régionale des affaires sanitaires et sociales
FNS	Fonds national de solidarité
INSEE	Institut national de la statistique et des études économiques
INSERM	Institut national de la santé et de la recherche médicale
OMS	Organisation mondiale de la santé
PMI	Protection maternelle et infantile
SAMU	Service d'assistance médicale d'urgence
SMUR	Service médical d'urgence et de réanimation
UCANSS	Union des caisses nationales de sécurité sociale
URSSAF	Union de recouvrement des cotisations de la Sécurité sociale et des allocations familiales

ORGANISATIONS /ORGANISMES

AA	Alcoholics Anonymous
BHF	British Heart Foundation
BRCS	British Red Cross Society
FPA	Family Planning Association
GMC	General Medical Council
NCT	National Childbirth Trust
NMC	Nursing and Midwifery Council
NSPCC	National Society for the Prevention of Cruelty to Children
RCN	Royal College of Nursing
RNIB	Royal National Institute for the Blind
RNID	Royal National Institute for the Deaf
UNESCO	United Nations Educational, Scientific and Cultural Organisation
UNICEF	United Nation's International Children's Emergency Fund
WHO	World Health Organisation

EXEMPLES DE CERTIFICATS/ *EXAMPLES OF CERTIFICATES*

Certificat d'emploi

Je soussigné(e), (nom), certifie que Madame X a été employée par notre établissement, du... au..., en qualité de (médecin, infirmière, etc.).

Fait à..., le...

Certificate of employment

I, the undersigned, (name), certify that Mrs X was employed by our establishment from... to..., as a (doctor, nurse, etc.).

Demande d'une aide ménagère

Je soussigné(e), (nom), médecin à..., certifie que Monsieur X, 70 ans, demeurant à..., a besoin d'une aide ménagère à domicile pendant un mois, à partir du..., pendant sa convalescence des suites opératoires.

Certificat, remis à la demande de l'intéressé(e) en main propre, pour valoir ce que de droit.

Fait à..., le...

Request for a home help

To whom it may concern

I, the undersigned, (name), doctor at the above establishment, certify that Mr X, 70 years old, living at (address), requires a home help for one month, as from..., during his convalescence from surgery.

Don du corps

Je soussigné(e), (nom, adresse, date de naissance), désire léguer, à ma mort, mon corps à l'Institut de la recherche médicale.

Fait à..., le...

Donation of body

I, the undersigned, (name, address, date of birth), wish to bequeath my body to the Institute of medical research after my death.

Refus de don du corps

Je soussigné(e), (nom, adresse, date de naissance), refuse de léguer, à ma mort, mon corps à l'Institut de la recherche médicale.

Fait à..., le...

Refusal to donate body

I, the undersigned, (name, address, date of birth), refuse to donate my body to the Institute of medical research after my death.

En général

Je soussigné(e), médecin à..., certifie que l'état de santé de (nom, prénom), 7 ans, nécessite :

1. la présence d'un parent lors de son hospitalisation du... au...
2. une convalescence suite à son hospitalisation pour une durée de...
3. l'interruption des cours de danse pour une période de...

Miscellaneous

I, the undersigned, doctor at..., certify that the state of health of (surname, name), 7 years old, requires :

1. the presence of a parent during his (her) stay in hospital, from... to...
2. a period of convalescence following his (her) stay in hospital, from... to...
3. the interruption of dancing classes for a period of...

RÉFÉRENCES PROFESSIONNELLES/ *PROFESSIONAL REFERENCES*

Monsieur,

En réponse à votre lettre du... concernant Monsieur X, je certifie qu'il travaille à... depuis cinq ans en qualité d'aide-soignant. Il s'est toujours révélé très aimable, consciencieux et plein d'égards pour autrui. Je suis sûr que vous trouverez en Monsieur X un locataire digne de confiance.

Dear Mr Wilkins

In reply to your letter of... concerning Mr X, I certify that he has been working at... as a nursing auxiliary, for five years. He has always proved himself to be very kind, conscientious and considerate. I am sure Mr X will be a reliable tenant.

Monsieur,

Je connais Madame X depuis quatre ans en ma qualité de surveillante générale.

C'est une infirmière très compétente, dévouée et motivée. Elle s'entend très bien avec le personnel et sait développer les compétences de chacun. Elle a des qualités de chef et sait bien s'organiser. Son travail est excellent.

Elle a toutes les qualifications nécessaires pour l'emploi qu'elle sollicite et je la recommande chaleureusement.

Dear Mr Williams

I have known Mrs X for four years in my capacity as matron.

She is a very competent, dedicated and motivated nurse. She has an excellent working relationship with other staff members and knows how to put people's skills to the best use. She has leadership qualities and is very methodical in her work which is of a high standard.

She has all the qualifications necessary for this position and I warmly recommend her.

LES FAIRE-PART/*ANNOUNCEMENTS*

Comment annoncer un deuil

Monsieur et Madame Carpentier ont la douleur de vous faire part du décès de Caroline, leur fille unique, survenu le 30 juin 20.. Une messe de requiem sera célébrée le 5 juillet, à... h, en l'église... suivie de l'inhumation au cimetière de...

Announcing a death

Mr and Mrs Carpentier announce with deep sorrow the death of Caroline, their only daughter, on 30 June 20.. Requiem mass will be celebrated on 5 July, at... p.m., at... church, followed by the burial at... cemetery.

Comment annoncer une naissance

Monsieur et Madame Masson ont la joie de vous faire part de la naissance de leur fils, Richard, le 2 août 20.., à l'hôpital...

Announcing a birth

Mr and Mrs Masson are happy to announce the birth of their son, Richard, on 2 August 20.., at... hospital.

REQUÊTES (INFORMELLES)/*REQUESTS (INFORMAL)*

Chère Anne,

Pourrais-je poser un jour de congé le 5 avril afin d'aller en Bretagne pour assister au mariage de ma sœur ?

Avec mes remerciements

Dear Anne

Could I have a day off on April 5 to attend my sister's wedding in Brittany ?

Thank you

Chère Anne,

Serait-il possible de prendre un congé de deux semaines du... au... inclus ?

Avec mes remerciements

Dear Anne

Would it be possible to take two weeks' holidays from... to... inclusive ?

Thank you

ADRESSES UTILES (FRANCE)

Allô enfance maltraitée
Tél : 0 800 05 41 01

Allô solidarité femmes
Tél : 01 40 33 80 60

Association d'aide aux victimes d'actes médicaux (AVIAM)
4266, route de Neufchâtel
76230 BOIS-GUILLAUME
Tél : 02 35 60 24 95

Association française des diabétiques
Allô-Diabète
58, rue Alexandre Dumas
75544 PARIS CEDEX 11
Tél : 01 40 09 68 09

Association France Alzheimer
49, rue Mirabeau
75016 PARIS
Tél : 01 45 20 13 26

Crisis Line in English
Tél : 01 47 23 80 80

Drogue info service
Tél : 0 800 23 13 13

Fédération nationale des accidentés du travail et des handicapés (FNATH)
20, rue Tarenaise
42029 SAINT-ÉTIENNE Cedex
Tél : 16 77 33 01 58

Jeunes, Violences, Écoute
0 800 20 22 23
7 jours sur 7 de 8 h à 23 h
Anonyme et gratuit

Ministère de la Solidarité et de la Santé
100, avenue Raymond-Poincaré
75016 PARIS

Ministère du Travail et de l'Emploi
1, place Fontenoy
75007 PARIS

SIDA info service
Tél : 0 800 840 800

Union française des retraités
34, boulevard de Picpus
75012 PARIS
Tél : 01 43 42 09 37

USEFUL CONTACTS (ENGLAND)

– Appels de la France vers l'Angleterre : composez le 00 44

Age Concern (Camden)
020 7837 3777

Alcohol Advisory Service (Camden and Islington)
020 7530 5900

Alcoholics Anonymous
0845 769 7555

Alzheimer's Society
0845 300 0336
www.alzheimers.org.uk

Ambulance/Police/Fire
999

Arthritis Care
020 7380 6500
www.arthritiscare.org.uk

Breast Cancer Care
0808 800 6000

Childline Emergency Service
0800 1111

DASH (Drug advisory service for Haringey)
020 7272 2757

Diabetes UK
020 7424 1000

Down's Syndrome Association
020 8682 4001
www.downs-syndrome.org.uk

Gingerbread
0800 018 4318

Health information
0845 46 47 NHS Direct is a 24h/7day confidential health advice and information line

Icare (Islington Community Aids Resources)
020 7359 7829 Advice on all matters relating to HIV

Marie Stopes
0845 300 80 90 Advice and information on unplanned pregnancy

Mencap
020 7454 0454

Mind (Mental Health)
020 7272 6797

National Autistic Society
020 7833 2299

National Blood Service
0845 7 711 711

National Childbirth Trust
www.nct.pregnancy and baby care.co.uk
0870 444 8707

Nursing and Midwifery Council
020 7637 7187
www.nmc-uk.org

Royal National Institute for the Blind
0845 766 9999
www.rnib.org.uk

Royal National Institute for the Deaf
0870 605 0123
www.rnid.org.uk

Samaritans
National : 0845 7 90 90 90

Terence Higgins Trust
020 7831 0330
E-mail : info@tht.org.uk

BIBLIOGRAPHIE

La Correspondance pratique en anglais, M. C. Geoghegan, J. Gonthier, Paris, Pocket, 1988

250 modèles de lettres et de contrats, Patricia Gendrey, Paris, Prat, 1999

Anglais, Correspondance, Rachel Armitage-Amato, Paris, Nathan, 1993

Anglais Odonto-Stomatologique, J. Jeandot, D. J. Wicker, Paris, Masson, 1993

REMERCIEMENTS

Je tiens à remercier tous ceux qui m'ont apporté leur aide dans la lecture finale de cet ouvrage, en particulier :

J.-E. Mittelmann,

A. Revier, S. Pagès,

D. Bourke, B. Murphy, M. & G. Robinson,
J. Murphy, J. Gumani, L. Vallvé, H. Moreton,

G. & J. Amriou, D. Véléa, I. Robin, F. Abbe,
C. Storr, I. Qureshi, G. Barth, B. McWilliam.

Achevé d'imprimer par Corlet, Imprimeur, S.A.
14110 Condé-sur-Noireau
N° d'Imprimeur : 87472 - Dépôt légal : novembre 2005

Imprimé en France